Heim und Pflege
Ratgeber

Druck- und Verlagshaus Zarbock
Frankfurt am Main

Die Deutsche Bibliothek – CIP-Einheitsaufnahme

Rudolf, Bernhard:
Heim-und-Pflege-Ratgeber : planen Sie die Zukunft rechtzeitig /
[B. Rudolf]. - Frankfurt/Main : Zarbock, 1997
ISBN 3-9805544-2-2

1. Auflage 1997

Satz und Druck: Druck- und Verlagshaus Zarbock

Printed in Germany 1997
ISBN 3-9805544-2-2

„Durch die Art, wie sich eine Gesellschaft
gegenüber ihren Alten verhält,
enthüllt sie unmißverständlich
die Wahrheit
über ihre Grundsätze und Ziele.“

(Simone de Beauvoir)

Vorwort

Die Verdrängungsmechanismen in unserer Gesellschaft funktionieren. Ein Jahr nach Inkrafttreten der zweiten Stufe der Pflegeversicherung ist das Problem der Pflegebedürftigkeit in der öffentlichen Diskussion kaum noch präsent. Kein Wunder, zwingt uns dieses Thema doch, uns mit Pflege, Heim, Alter, Krankheit und Tod auseinanderzusetzen.

Sind wir selbst zum Beispiel durch einen Pflegefall in der Familie betroffen, dann sind wir zu dieser Auseinandersetzung gezwungen. Besser ist es allemal, sich frühzeitig darüber Gedanken zu machen. Denn wie schnell kann es einen selbst treffen, etwa durch einen Auto- oder Motorradunfall.

Dieses Buch kann nicht alle Fragen zum Thema beantworten, soll aber ein nützlicher Ratgeber sein. Im Zweifelsfall habe ich mich zu Lasten der genauen juristischen Fachterminologie für die Verständlichkeit und hoffentlich damit für die Leser entschieden.

Bedanken möchte ich mich bei meinem Verleger Alfred Zarbock und Verlagsleiter Karl Trauden, ohne die dieses Buch nicht zustande gekommen wäre. Besonderem Dank bin ich meiner Frau Annemarie verpflichtet, von deren Anregungen ich viel profitierte. Dank auch an die Menschen, die mir fachlich zur Seite standen. Nennen möchte ich hier Frau Dagmar Feddersen, Frau Beate Hohweiler, Frau Dagmar Neeb, Frau Angelika Pausch, Herrn Rechtsanwalt Uwe Remus, Herrn Rainer Andreas Schmitt und Herrn Dr. Peter Tuschen.

Bernhard Rudolf

Wiesbaden, Juli 1997

Inhaltsverzeichnis

1 Pflege in Deutschland - Zahlen und Fakten 9

2 Leben im Heim 10
2.1 Grundsätzliche Überlegungen 10
2.2 Was ist ein „Heim“? 11
2.3 Grundtypen der Heime 12
2.3.1 Das Altenwohnheim 12
2.3.2 Das Altenheim 12
2.3.3 Das Pflegeheim 13
2.3.4 Das Behindertenheim 14
2.4 Die Heimträger 14
2.5 Der Heimvertrag 15
2.5.1 Form und Inhalt 15
2.5.2 Unterkunft, Verpflegung und Betreuung 15
2.5.3 Heimentgelt und Entgelterhöhungen 16
2.5.4 Vertragsdauer und Vertragsende 19
2.6 Die Heimordnung 21
2.7 Mitwirkung der Heimbewohner 21

3 Die Pflegeversicherung als fünfte Säule der Sozialversicherung 24
3.1 Rechtsanspruch statt Fürsorge 24
3.2 Notwendigkeit der Pflegeversicherung 25
3.3 Pflegekassen der Krankenversicherung angegliedert 26
3.4 Finanzierung und Einbindung in das Sozialsystem 27

4 Pflegeversicherung: Gesetzliche Grundlagen 28
4.1 Übergangsregelungen 28
4.2 Grundsatz der Selbstbestimmung 29
4.3 Vorrang der häuslichen Pflege 29
4.4 Wer ist pflegeversichert? 30
4.5 Die beitragsfreie Familienversicherung 31
4.6 Wer ist leistungsberechtigt? 32
4.7 Wann leistet die Pflegeversicherung? 34
4.8 Was bedeutet Pflegebedürftigkeit? 35

4.8.1 Hilfebedarf ist entscheidend 35
4.8.2 Ursache: Krankheit oder Behinderung 36
4.8.3 Verrichtungen des täglichen Lebens 37
4.8.4 Hilfebedarf bei Körperpflege, Ernährung oder Mobilität 38
4.9 Die Pflegestufen 39
4.9.1 Häufigkeit des Hilfebedarfs 39
4.9.2 Dauer der Hilfeleistung 40
4.10 Beiträge zur Pflegeversicherung 42
4.10.1 Allgemeine Grundlagen 42
4.10.2 Finanzausgleich der Pflegekassen 43
4.10.3 Wer ist beitragsfrei? 44
4.11 Welche Pflegepersonen sind leistungsberechtigt? 44
4.11.1 Nicht-erwerbsmäßige oder versicherungspflichtige Beschäftigung? 44
4.11.2 Wie errechnet sich die Pflegetätigkeit? 46
4.12 Soziale Leistungen für die Pflegepersonen 47
4.12.1 Die Rentenversicherung 47
4.12.2 Die Unfallversicherung 50
4.12.3 Die Arbeitslosenversicherung 52
4.12.4 Hilfen bei der Rückkehr ins Berufsleben 52
4.12.5 Anmeldung ist Leistungsvoraussetzung 53
4.13 Pflegekurse 53
4.14 Häusliche Pflege 54
4.14.1 Pflegesachleistungen 54
4.14.2 Pflegegeld für selbst beschaffte Pflegehilfen 57
4.14.3 Kombination von Geldleistung und Sachleistung 59
4.14.4 Welche Lösung ist die beste? 59
4.14.5 Häusliche Pflege bei Verhinderung der Pflegeperson 60
4.14.6 Pflegehilfsmittel und technische Hilfen 61
4.14.7 Verbesserungen des individuellen Wohnumfeldes 62
4.15 Das Problem der medizinischen Behandlungspflege 69
4.16 Tages- und Nachtpflege 70
4.17 Kurzzeitpflege 71
4.18 Vollstationäre Pflege 72
4.19 Pflege von Kindern 75
4.20 Private Pflegeversicherung 75

5 Wie wird Pflegebedürftigkeit ermittelt? 77
5.1 Der Medizinische Dienst der Krankenversicherung 77
.1.1 Was ist der Medizinische Dienst? 77
5.1.2 Die Aufgaben des MDK nach dem Pflegeversicherungsgesetz 78
5.1.3 Besonderheiten bei privat Pflegeversicherten 80
5.2 Das Verfahren zur Feststellung der Pflegebedürftigkeit 80
5.2.1 Allgemeine Regelungen 80
5.2.2 Das Gutachten 83
5.2.2.1 Aktuelle Versorgungssituation 84
5.2.2.2 Die pflegebegründende Vorgeschichte 86
5.2.2.3 Würdigung vorliegender Fremdbefunde 87
5.2.2.4 Erhobene pflegebegründende Befunde 87
5.2.2.5 Bestimmung der Pflegebedürftigkeit 91
5.2.2.6 Ergebnis der Prüfung des Vorliegens von Pflegebedürftigkeit 93
5.2.2.7 Empfehlungen an die Pflegekasse - individueller Pflegeplan 95
5.2.2.8 Zusätzliche Empfehlungen und Bemerkungen 98
5.2.2.9 Empfehlung zum Termin der Wiederholungsuntersuchung 98
5.2.2.10 Der Mini-Mental-Status-Test 99
5.2.3 Widerspruchsmöglichkeiten 100
5.3 Kritische Würdigung des Verfahrens zur Feststellung der Pflegebedürftigkeit 101
5.4 Was tun, wenn der Medizinische Dienst kommt? 103

6 Typische pflegebegründende Erkrankungen 106
6.1 Krankheit und Alter 106
6.2 Psychische Erkrankungen 108
6.2.1 Demenz 108
6.2.2 Alzheimer-Krankheit 110
6.2.3 Neurosen, Psychosen und Depressionen 111
6.3 Neurologische Erkrankungen 112
6.3.1 Multiple Sklerose 112
6.3.2 Parkinson-Krankheit 113
6.3.3 Schlaganfall 113

6.4 Internistische Erkrankungen 114
6.5 Orthopädische Erkrankungen 115
6.5.1 Osteoporose 115
6.5.2 Rheuma, Arthrose und Arthritis 115

7 Was heißt „Pflege“? 117
7.1 Psychologische und soziologische Aspekte der Pflege 117
7.2 Pflege historisch: Vom Hilfsberuf zur ganzheitlichen Pflege 119
7.3 Pflege als Wirtschaftsfaktor 120
7.4 Verschiedene Pflegebegriffe 123
7.4.1 Grundpflege 124
7.4.2 Behandlungspflege 124
7.4.3 Aktivierende Pflege 124
7.4.4 „Großer Pflegebegriff“ 125
7.4.5 Versorgende Pflege 125
7.4.6 Gefährliche, angemessene und optimale Pflege 126

8 Häusliche Pflege oder Heim? 127
8.1 Entscheidungshilfen 127
8.2 Leben im Heim - früher und heute 129
8.3 Checkliste zur Auswahl des richtigen Heimes 130
8.4 Alltag in einem Alten- oder Pflegeheim 133
8.5 Pflege zu Hause 137
8.5.1 Psychosoziale Faktoren 137
8.5.2 Hilfe zur Selbsthilfe 141
8.5.3 Organisation der häuslichen Pflege 142
8.5.4 Das Krankenzimmer 144
8.5.5 Das richtige Krankenbett 145
8.5.6 Richtiges Betten und Lagern 146
8.5.7 Bewegung des Pflegebedürftigen 149
8.5.8 Die Körperpflege 150
8.5.9 Die Unfallverhütung 152
8.5.10 Pflegetips bei Inkontinenz 155
8.5.11 Richtiger Umgang mit Medikamenten 157
8.6 Ambulante Pflegedienste 159

9 Finanzierung und Recht 163
9.1 Wann zahlt die Sozialhilfe? 163
9.1.2 Grundsätzliches 163
9.1.3 Das anzurechnende Einkommen 165
9.1.4 Das anzurechnende Vermögen 166
9.1.5 Die Unterhaltspflicht 167
9.2 Entmündigung und Betreuung 168

10 Die private Vorsorge 171
10.1 Die Pflegezusatzversicherung 171
10.2 Die private Altersvorsorge 172

11 Alter und Sucht 175

12 Haustiere im Heim 178

13 Rat und Hilfe 180

14 Stichwortverzeichnis 185

1 Pflege in Deutschland - Zahlen und Fakten

Über zwei Millionen Menschen sind in Deutschland wegen schwerer Krankheit, Behinderung oder ihres Alters auf Pflege angewiesen. Insbesondere in den letzten Jahrzehnten hat die Zahl pflegebedürftiger Menschen aufgrund des veränderten Altersaufbaus der Bevölkerung stark zugenommen. Schließlich rechnen Experten im Jahr 2030 mit etwa drei Millionen Pflegebedürftigen in Deutschland.

Etwa 1,5 Millionen Menschen erhalten als Pflegebedürftige zur Zeit Leistungen aus der Pflegeversicherung, die jährlich rund 30 Milliarden Mark zur Verfügung stellt. Damit wird die Sozialhilfe, die ihre Leistungen von der Bedürftigkeit der Betroffenen abhängig macht, nach Angaben des Bundesministeriums für Arbeit und Sozialordnung für 1997 um jährlich mehr als 10 Milliarden Mark entlastet.

Die große Mehrheit der Pflegebedürftigen wird zu Hause von nahen Verwandten gepflegt. Dies betrifft 1,1 Millionen Menschen, davon 380.000 in der Pflegestufe 1, 580.000 in der Pflegestufe 2 und 140.000 in der Pflegestufe 3. Fast ausschließlich Frauen pflegen (ihr Anteil an den Pflegepersonen liegt bei über 90 Prozent), zum Teil unterstützt von ambulanten Pflegediensten.

Manchmal ist die Pflege zu Hause jedoch nicht möglich, etwa weil eine angemessene Versorgung und Betreuung nicht sichergestellt werden kann. Dann bleibt nur noch die Unterbringung in einem Heim. Zur Zeit erhalten über 400.000 pflegebedürftige Menschen Leistungen aus der Pflegeversicherung für eine vollstationäre Versorgung, nämlich 113.000 in der Pflegestufe 1, 175.000 in der Pflegestufe 2 und 129.000 in der Pflegestufe 3.

2 Leben im Heim

2.1 Grundsätzliche Überlegungen

Etwa 790.000 Menschen leben in einem Heim im Sinne des sogenannten Heimgesetzes. Davon leben ca. 660.000 Menschen in insgesamt 8.200 Altenwohnheimen, Altenheimen und Pflegeheimen und etwa 130.000 Menschen in insgesamt 2.800 Behinderteneinrichtungen. Dieses Heimgesetz - so der § 1 - gilt für Heime, die alte Menschen sowie pflegebedürftige oder behinderte Volljährige nicht nur vorübergehend aufnehmen. Die Unterbringung umfaßt neben der reinen Überlassung der Unterkunft auch die „Gewährung" und „Vorhaltung" von Verpflegung und Betreuung.

Pflegebedürftigkeit ist in der Regel die Folge einer körperlichen Behinderung oder des hohen Alters und der damit verbundenen gesundheitlichen Einschränkungen. Dies belegt auch die Statistik. Demnach ist der Anteil der Pflegebedürftigen bei den über 80jährigen mit 26 Prozent am höchsten. In der Altersgruppe z.B. der 65- bis 70jährigen beträgt der Anteil nur 4,6 Prozent und bei den unter 64jährigen nur 0,6 Prozent. Natürlich sagt die Statistik nichts aus über die schweren persönlichen Schicksale, die hinter diesen Zahlen stehen. Einen Pflegefall in der Familie zu haben, bedeutet für alle Familienmitglieder eine große Belastung. In den Kapiteln 7 und 8 wird dieses Thema ausführlich behandelt.

Auch wenn aktuell ein leicht rückläufiger Trend zu beobachten ist, hat in den letzten Jahren die Zahl der Heimbewohner im Sinne des Paragraphen 1 des Heimgesetzes stetig zugenommen. Dafür gibt es viele Gründe. Zum Beispiel gibt es immer mehr pflegebedürftige Menschen infolge der Überalterung unserer Gesellschaft. Oft scheitert die Versorgung pflegebedürftiger Menschen an einfachen Dingen wie etwa der Ausstattung der Wohnung, die möglicherweise nur mit viel Aufwand umzubauen ist. Nicht immer sind die Familienmitglieder zur Pflege bereit bzw. in der Lage. Selbst, wenn sie wollten, könnten sie unter Umständen keine angemessene Versorgung und Betreuung der Pflegebedürftigen gewährleisten. Für immer mehr Menschen stellt sich also die Frage nach dem „richtigen" Heim (siehe dazu Kapitel 8.3).

Im Heim verliert der Betroffene zunächst seine vertraute Umgebung. Ein Stück Selbständigkeit und Eigenverantwortung geht zwangsläufig verloren. Aber schutz- und rechtlos ist er keinesfalls. Diese Rechte und Pflichten regelt das eingangs zitierte Heimgesetz. Dieses Heimgesetz ist gültig für Altenheime, Altenwohnheime, Pflegeheime und Behindertenheime für Volljährige. Das Gesetz regelt u.a. die baulichen Mindestanforderungen von Heimen, die Qualifikation des Heimleiters und der Mitarbeiter, den Heimvertrag, die Mitwirkung der Heimbewohner sowie die Unterbringung und Heimordnung (vgl. Kapitel 2.5).

2.2 Was ist ein „Heim"?

Grundsätzlich gilt das Heimgesetz für alle unten aufgeführten Grundtypen von Heimen. Das Heimgesetz bestimmt seinen Anwendungsbereich jedoch nicht nach der Art der Einrichtung. Vielmehr wird eine Einrichtung erst dann zu einem Heim im Sinne des Heimgesetzes, wenn die Einrichtung auf Dauer alte Menschen sowie pflegebedürftige oder behinderte Volljährige entgeltlich unterbringt und sie in ihrem Bestand von Wechsel und Zahl ihrer Bewohner unabhängig ist. Schließlich muß das Heim bestimmte Leistungen erbringen, z.B. Unterkunft, Verpflegung und Betreuung.

Mit anderen Worten: Wenn eine Einrichtung sich auch „Heim" nennt, ist es nicht unbedingt ein Heim im Sinne des Heimgesetzes. Eine Altenwohnanlage ist dann kein Heim, wenn nicht die Betreuung und Verpflegung der Bewohner gewährleistet ist. Tageseinrichtungen und Krankenhäuser sind keine Heime, da sie nicht dauerhaft jemanden aufnehmen, sondern nur vorübergehend. Nicht die Anzahl der aufgenommenen Menschen ist für ein Heim wichtig. Ein Heim kann theoretisch sogar nur aus einer einzigen pflegebedürftigen Person bestehen, wenn die oben beschriebenen Voraussetzungen vorliegen und der Platz immer wieder neu vergeben wird.

2.3 Grundtypen der Heime

2.3.1 Das Altenwohnheim

Das Altenwohnheim besteht aus einzelnen, abgeschlossenen Wohnungen oder Appartements, in die eigene Möbel gestellt werden können. Eine Person hat Anspruch auf einen mindestens 12 Quadratmeter - für zwei Personen mindestens einen 18 Quadratmeter - großen Wohn-Schlafraum. Der Haushalt wird bei dieser Heimform selbständig geführt, es steht also eine Kochgelegenheit in der Wohnung zur Verfügung. Dabei können zusätzlich Gemeinschaftsräume mit anderen Bewohnern genutzt werden. Das Heim bietet darüber hinaus einen Betreuungsdienst, wenn die Bewohner etwa wegen Krankheit zusätzlicher pflegerischer Betreuung bedürfen.

In Altenwohnheimen werden keine Pflegesätze bezahlt, sondern es werden Mieten und Betreuungszuschläge erhoben. Geht das Betreuungsangebot über eine dreiwöchige Pflege im Jahr hinaus und wird dafür eine höhere Bezahlung verlangt, bekommt das Altenwohnheim die Funktion eines Altenheims.

2.3.2 Das Altenheim

Im Altenheim sind die Bewohner nicht mehr in der Lage, ihren eigenen Haushalt zu führen, sind aber nicht pflegebedürftig. Im Unterschied zum Altenwohnheim werden die Bewohner ärztlich betreut und versorgt. So nehmen Altenheimbewohner in der Regel an der Gemeinschaftsverpflegung teil. Deshalb muß in den Zimmern keine Kochgelegenheit zur Verfügung stehen. Jedoch müssen außerhalb der Zimmer in gemeinschaftlich genutzten Küchen Kochmöglichkeiten vorhanden sein.

Für die Zimmergröße gibt es die gleichen Vorschriften wie beim Altenwohnheim (12 bzw. 18 Quadratmeter bei zwei Bewohnern). Es bedarf einer behördlichen Genehmigung, wenn mehr als zwei Personen in einem Zimmer untergebracht werden sollen. Mehr als vier Personen dürfen es in keinem Fall sein.

Insgesamt steht bei einem Altenheim der Wohncharakter im Vordergrund, auch wenn wegen der umfassenderen Betreuung im Vergleich zum Altenwohnheim größere Gemeinschaftsflächen zur Verfügung stehen müssen. Den Bewohnern soll - soweit dies möglich ist - ihre selbstbestimmte Lebensführung bewahrt werden. Als Sonderleistung wird im Bedarfsfall Pflege gewährt. Die organisatorischen Voraussetzungen müssen dafür gegeben sein.

2.3.3 Das Pflegeheim

Pflegeheime nehmen Menschen auf, die auf Dauer pflegebedürftig sind. Die Pflegeplätze sind dementsprechend zur selbständigen Haushaltsführung nicht eingerichtet. Für die Wohnfläche bzw. Personenbelegung gelten dieselben Regelungen wie bei einem Altenheim.

Das Pflegeheim ist auf die umfassende Versorgung und Betreuung der Pflegebedürftigen als Regelleistung eingestellt. Die gesamte Ausstattung des Heims muß diesem Anspruch gerecht werden. So müssen beispielsweise die Nutzflächen der Gemeinschaftsräume so angelegt sein, daß auch Bettlägerige an Veranstaltungen und Zusammenkünften teilnehmen können (§ 25 Heimmindestbauverordnung). Nicht nur an die Heimausstattung, auch an die persönliche und fachliche Eignung des Heimleiters und der Heimbeschäftigten werden dementsprechende Anforderungen gestellt.

Der Übergang zwischen einem Altenwohnheim zum Altenheim bzw. vom Altenheim zum Pflegeheim ist relativ fließend, so daß in der Praxis häufig Mischformen der Heimarten anzutreffen sind. Sind dann Teile einer Einrichtung mehreren Heimarten zuzuordnen, dann gelten auf die einzelnen Teile getrennt die jeweiligen gesetzlichen Bestimmungen (§ 28 Heimmindestbauverordnung).

2.3.4 Das Behindertenheim

Volljährige Behinderte werden in diesem Heim dauernd aufgenommen und betreut. Diese Einrichtungen müssen die besonderen Bedürfnisse der Bewohner - je nach Art und Schwere der Behinderung - berücksichtigen.

2.4 Die Heimträger

Unter dem sogenannten Heimträger versteht man normalerweise die Person oder die Institution, die das Heim betreibt. Träger kann aber auch der Leistungsempfänger selbst sein, der in einem Heim lediglich das Belegungsrecht ausübt (§ 2 Heimsicherungsverordnung).

Grundsätzlich gibt es öffentliche, gemeinnützige und gewerbliche Träger von Heimen. Öffentliche Träger können die Kommunen (Landkreise, Städte und Gemeinden) oder die Bundesländer sein. Gemeinnützige Träger sind die freien Wohlfahrtsverbände, also Arbeiterwohlfahrt, Deutscher Caritas-Verband, Deutscher Paritätischer Wohlfahrtsverband, Deutsches Rotes Kreuz, Diakonisches Werk der Evangelischen Kirche und die Zentrale Wohlfahrtspflege der Juden in Deutschland. Gewerbliche Träger sind Einzelpersonen oder Unternehmen.

Weitere Heimträger können Stiftungen und Vereine sein. Daneben gibt es noch Heime in konfessioneller Trägerschaft. Diese erwarten von ihren Bewohnern in der Regel eine Lebensführung, die den religiösen Grundwerten entspricht oder zumindest nicht offen zuwiderläuft.

Insgesamt leben ca. 510.000 Menschen in Heimen in freigemeinnütziger Trägerschaft, 140.000 Menschen in Heimen mit privat-gewerblichen Trägern und 130.000 Menschen in Heimen in öffentlicher Trägerschaft.

2.5 Der Heimvertrag

2.5.1 Form und Inhalt

In Paragraph 4 (1) des Heimgesetzes heißt es: „Zwischen dem Träger und dem künftigen Bewohner ist ein Heimvertrag abzuschließen." Zwar wird streng juristisch keine Schriftform des Vertrages verlangt, ist aber in der Praxis üblich, zumal der Heimträger verpflichtet ist, bereits vor Abschluß des Heimvertrags den möglichen künftigen Bewohner schriftlich über den Vertragsinhalt, insbesondere über die Leistungen und die Ausstattung des Heims sowie über die Rechten und Pflichten der Bewohner zu informieren. Damit bekommt der Bewerber die Möglichkeit, sich eingehend zu informieren und beraten zu lassen (vgl. hierzu auch Kapitel 8.3 dieses Buches). Muster-Heimverträge sind z.B. bei den Verbänden der freien Wohlfahrtspflege erhältlich. Darüber hinaus muß der abgeschlossene Vertrag dem Bewohner schriftlich bestätigt werden (§ 4 (2) Heimgesetz).
In Heimverträgen mit Versicherten der sozialen Pflegeversicherung, die Leistungen aus dieser beziehen, muß der Heimträger die allgemeinen Pflegeleistungen, die Leistungen für Unterkunft und Verpflegung sowie Zusatzleistungen separat beschreiben und die Entgelte hierfür gesondert angeben.

2.5.2 Unterkunft, Verpflegung und Betreuung

Bei der Unterkunft ist anzugeben, welches Zimmer (Einzel-, Mehrbettzimmer) oder welche Wohnung Gegenstand des Vertrags ist. Dazu gehört auch die Ausstattung mit Möbeln oder die (Mit-)Nutzung von Toiletten.

Auch die Verpflegung ist Thema des Heimvertrags: die Zahl der Mahlzeiten und Zwischenmahlzeiten, die Möglichkeit der Wahl zwischen mehreren Essen oder des Angebots an Vollwert- oder Diätgerichten.
Der Heimvertrag muß außerdem die ärztliche, gesundheitliche und pflegerische Betreuung des Heimbewohners nach Art und Umfang konkretisieren. Auch wenn es einen Arzt im Heim gibt, kann der Bewohner von seinem Recht auf freie Arztwahl Gebrauch machen.

2.5.3 Heimentgelt und Entgelterhöhungen

Ebenso sind die Kosten des Heimes Gegenstand des Vertrags. Das Entgelt, daß der Heimbewohner zu entrichten hat, darf nach Paragraph 4 (3) nicht in einem Mißverhältnis zu den Leistungen des Heimträgers stehen. Von einem solchen Mißverhältnis ist im übrigen nicht automatisch auszugehen, wenn der Heimplatz eines Selbstzahlers und eines Sozialhilfeempfängers verschieden teuer ist. Allerdings müssen die Preisunterschiede vom Heimträger sachlich begründet werden können.

Art, Höhe und Laufzeit der Pflegesätze (= Heimentgelt) werden bei der voll- und teilstationären Pflege zwischen den Pflegekassen und dem Heimträger vereinbart. Die Pflegesätze sollen nach einheitlichen Grundsätzen für alle Heimbewohner bemessen sein. Solange noch keine Vergütungsvereinbarungen vorliegen, kann das Heim bis zum 31. Dezember 1997 im Rahmen einer befristeten Übergangsregelung zwei Möglichkeiten wählen:

1. Der alte Pflegesatz vor dem 1. Juli 1996 (Einführung der zweiten Stufe des Pflegeversicherungsgesetzes) bleibt bestehen.

2. Entsprechend der neuen Zuordnung zu den drei Pflegestufen (siehe Kapitel 4.18) werden nach einem festgelegten Umrechnungsschlüssel neue Pflegesätze gebildet.

Jeder Heimträger kann aber seine Pflegesätze frei gestalten. Schließlich ist bei gewerblichen Trägern auch eine Gewinnerzielung möglich. Sie können mit den Pflegebedürftigen zusätzliche Leistungen bei Unterkunft, Verpflegung und der Betreuung vereinbaren.

Pflegeeinrichtungen können auch auf eine Vergütungsvereinbarung mit den Pflegekassen ganz verzichten und den Preis für ihre Pflegeleistungen direkt mit dem Pflegebedürftigen vereinbaren. Allerdings dürfen dann die Pflegekassen den Pflegebedürftigen nur 80 Prozent ihres jeweiligen Leistungsanspruchs erstatten. Der Rest muß aus eigener Tasche bezahlt werden, denn die Übernahme der Differenz etwa durch den Sozialhilfeträger ist nach Auffassung des Bundesministeriums für Arbeit und Sozialordnung unzulässig.

Die Pflegesätze liegen - je nach Qualität, Ausstattung und Angebot des Heimes - derzeit zwischen 3.000 DM und 7.500 DM im Monat.

Die Erhöhung des Heimentgeltes ist sehr oft ein Streitpunkt und Thema in der öffentlichen Diskussion. Nach Paragraph 4 c des Heimgesetzes ist eine Erhöhung des vereinbarten Entgelts nur zulässig, wenn sich seine bisherige Berechnungsgrundlage verändert hat und das erhöhte Entgelt angemessen ist. Die Erhöhung des Entgelts bedarf der Zustimmung des Bewohners, wenn in dem Heimvertrag nicht vereinbart wurde, daß der Heimträger berechtigt ist, das Entgelt durch einseitige Erklärung zu erhöhen. Eine solche Vereinbarung kann nach dem Heimgesetz getroffen werden.

Die im Heimgesetz geforderte Änderung der Berechnungsgrundlage bei einer Entgelterhöhung ist nicht bei einer allgemeinen Kostensteigerung gegeben. Vielmehr müssen die speziellen Kosten der Regelleistungen des Heimträgers gestiegen sein. Möglich ist aber auch eine Kostensteigerung durch ein verbessertes Leistungsangebot des Heimes. Die im Gesetz zudem geforderte Angemessenheit der Entgelterhöhung ist dann gegeben, wenn der Sozialhilfeträger solche Kosten für vergleichbare Leistungen in dem Heim akzeptiert hat (§ 4 c Heimgesetz). Weitergehende Erhöhungen sind allerdings nicht ausgeschlossen, wenn sie vom Heimträger begründet werden können. Im gleichen Paragraphen des Heimgesetzes ist festgelegt: Die geplante Entgelterhöhung muß dem Bewohner schriftlich spätestens vier Wochen vor dem Zeitpunkt, an dem sie wirksam werden soll, mitgeteilt und begründet werden. Rückwirkende Erhöhungen sind damit ungültig.

Wie diese Begründung aussehen soll, läßt das Heimgesetz offen - bis auf die eben beschriebene Möglichkeit der Entgelterhöhung bis zur Grenze der Übernahme des Sozialhilfeträgers bei vergleichbaren Leistungen. Bei einem öffentlich beachteten Rechtsstreit zwischen zwei Heimbewohnern und dem Bayerischen Roten Kreuz wegen einer Erhöhung der Entgelte um 45 Prozent in drei Jahren lehnten die Richter des Oberlandesgerichts München (Aktenzeichen 3 U 2190/96) diese Erhöhung ab und stellten dabei Mindestanforderungen für diese Begründungen von Entgelterhöhungen auf. Wie die Zeitschrift Capital in der Ausgabe 1/97 darlegt, muß der Heimträger belegen, daß Preis und Leistung in seiner Einrichtung in einem objektiv vernünftigen Verhältnis stehen und dem entsprechen, was in vergleichbaren Häusern gezahlt wird. Dazu gehört auch die Erklärung, ob der Heimträger Mieter oder Eigentümer des Heimes ist. Der Heimträger muß zusätzlich den Betrag der letzten Erhöhung nennen oder das bei Abschluß des Heimvertrages vereinbarte Entgelt. Analog zum Mietrecht muß außerdem der Umlageschlüssel angegeben werden, nach dem sich die Erhöhungssumme auf die einzelnen Mieter verteilt.

Die Heimbewohner sind also bei geplanten Entgelterhöhungen durch den Heimträger keineswegs rechtlos. Ist der Heimbewohner mit der Erhöhung nicht einverstanden, kann der Träger bei einer entsprechenden Vereinbarung im Heimvertrag die Erhöhung durch einseitige Erklärung bewirken. Ist dies im Heimvertrag nicht so geregelt, muß der Heimträger die

Erhöhung einklagen. Er darf aber keinesfalls den Heimvertrag kündigen, um die Erhöhung durchzusetzen. In der Praxis ist es vorgekommen, daß die Heimleitung statt einer Erhöhung den Bewohnern einen neuen Vertrag vorgelegt hat. Die Bewohner sind jedoch nicht verpflichtet, einen solchen neuen Vertrag zu akzeptieren.

In Zweifelsfällen sollten die Heimbewohner zudem keine Zustimmungserklärungen zu den geplanten Entgelterhöhungen unterschreiben. Am besten läßt man sich von einem Rechtsanwalt beraten und zahlt die vom Heimträger geforderten Beträge zunächst mit dem Hinweis „unter Vorbehalt", damit aus dem Zahlen kein Einverständnis abgeleitet werden kann.

2.5.4 Vertragsdauer und Vertragsende

Der Heimvertrag wird auf unbestimmte Zeit geschlossen, soweit nicht im Einzelfall eine nur vorübergehende Aufnahme des Bewohners beabsichtigt ist (§ 4 b Heimgesetz). Der Bewohner kann den Heimvertrag spätestens am dritten Werktag eines Kalendermonats für den Ablauf des nächsten Monats schriftlich kündigen. Er kann aber auch fristlos kündigen, wenn ihm die Fortsetzung des Heimvertrags bis zum Ablauf der ordentlichen Kündigungsfrist nicht zugemutet werden kann.

Der Heimträger kann diesen Vertrag nur aus wichtigem Grund kündigen. Die Kündigung bedarf der schriftlichen Form und muß begründet werden. Das Heimgesetz nennt in Paragraph 4 b (3) diese Gründe, die vorliegen, wenn

- der Betrieb des Heimes eingestellt, wesentlich eingeschränkt oder in seiner Art verändert wird und die Fortsetzung des Heimvertrags für den Träger eine Härte bedeuten würde,
- der Gesundheitszustand des Bewohners sich so verändert

hat, daß eine sachgerechte Betreuung in dem Heim nicht mehr möglich ist,

- der Bewohner seine vertraglichen Pflichten schuldhaft so gröblich verletzt, daß dem Träger die Fortsetzung des Vertrages nicht zugemutet werden kann oder

- der Bewohner mit Zahlung des Heimentgeltes für zwei aufeinanderfolgenden Termine in Verzug ist oder in einem längeren Zeitraum in Verzug ist und das Entgelt für zwei Monate erreicht ist. Allerdings wird die Kündigung in diesem Fall unwirksam, wenn bis zum Ablauf eines Monats nach Eintritt der Kündigungsmöglichkeit durch den Heimträger das fällige Geld bezahlt wird oder sich eine öffentliche Stelle zur Zahlung verpflichtet.

Im oben genannten ersten Fall (Einstellung oder Veränderung des Heimbetriebs) muß der Heimträger die Kosten des Umzugs des Bewohners in angemessenem Umfang tragen und eine zweimonatige Kündigungsfrist einräumen; in allen anderen Fällen ist eine fristlose Kündigung möglich. Kündigt der Heimträger wegen der Einstellung/Veränderung des Heimbetriebs oder wegen der Veränderung des Gesundheitszustandes des Heimbewohners, dann muß er dem Bewohner eine angemessene anderweitige Unterbringung zu zumutbaren Bedingungen nachweisen.

Der Heimvertrag endet mit dem Tod des Bewohners. Es sind Vereinbarungen erlaubt, wonach sich der Vertrag bis zum Folgemonat des Sterbemonats fortsetzt. Allerdings ermäßigt sich in diesen Fällen das vereinbarte Entgelt um den Wert der vom Heimträger ersparten Aufwendungen. Die laufenden Kosten dürfen aber nicht mehr erhoben werden, wenn der frei gewordene Heimplatz durch einen anderen Bewohner besetzt wird.

2.6 Die Heimordnung

Die Heimordnung, die das Leben in dem Heim regelt, muß formaljuristisch vertraglich vereinbart werden, das heißt, der Bewohner muß damit einverstanden sein. In der Praxis bildet die Heimordnung eine Anlage zum Heimvertrag, oder es wird im Vertrag ausdrücklich auf die Heimordnung Bezug genommen. Der Heimbeirat (vgl. Kapitel 2.7) hat im übrigen das Recht auf Mitwirkung in Sachen Heimordnung.

Die Heimordnung darf kein Disziplinierungsinstrument der Heimleitung sein, sondern konkretisiert die Pflichten, die im Heimvertrag inhaltlich angesprochen werden. Die Grundrechte der Heimbewohner dürfen dabei aber nicht außer Kraft gesetzt werden. So sind beispielsweise Ausgangsbeschränkungen, die den Bewohnern auferlegt werden sollen, unzulässig, da sie dem Grundgesetz und der in Artikel 2 festgeschriebenen freien Entfaltung der Persönlichkeit widersprechen. Wenn das Heim z.B. nachts verschlossen wird, muß dem Bewohner ein Hausschlüssel zur Verfügung gestellt werden. Dagegen ist das Festschreiben von Besuchszeiten in der Heimordnung zulässig, um das Interesse aller Heimbewohner und deren Ruhebedürfnis zu wahren.

Zu den Einschränkungen der freien Entfaltung der Persönlichkeit würdet z.B. auch ein generelles Verbot der Benutzung elektrischer Geräte durch die Heimleitung gehören. Dies wird oft durch mögliche Feuergefahren begründet. Solche Verbote im Sinne des Brandschutzes können im Einzelfall durchaus begründet sein, ein generelles Verbot müssen sich die Heimbewohner aber nicht gefallen lassen.

2.7 Mitwirkung der Heimbewohner

Die Heimbewohner haben das Recht, durch einen gewählten Heimbeirat in Angelegenheiten des Heimbetriebs mitzuwirken. In Paragraph 5 (1) des Heimgesetzes werden diese Angelegenheiten genannt: Unterbringung, Aufenthaltsbedingungen, Heimordnung, Verpflegung und Freizeitgestaltung. Dieser Heimbeirat soll die Interessen der Bewohner wahrnehmen. Allerdings hat er kein Mitbestimmungsrecht wie etwa der Personalrat, sondern nur ein Mitwirkungsrecht. Die Entscheidungsbefugnis verbleibt also beim Heimträger bzw. der von ihr eingesetzten Heimleitung.

Die Heimmitwirkungsverordnung hat in den Paragraphen 29 und 30 die Aufgaben des Heimbeirats präzisiert:

- Maßnahmen des Heimbetriebs bei Heimträger/Heimleitung zu beantragen, die den Bewohnern des Heims dienen,
- Anregungen und Beschwerden von Bewohnern entgegenzunehmen und erforderlichenfalls durch Verhandlungen mit Heimträger/Heimleitung auf ihre Erledigung hinzuwirken,
- die Eingliederung der Bewohner in dem Heim zu fördern,
- bei Entscheidungen des Heimträgers/Heimleitung mitzuwirken,
- vor Ablauf der Amtszeit einen Wahlausschuß zu bestellen,
- den Bewohnern einen Tätigkeitsbericht zu erstatten.

Bei folgenden Entscheidungen des Heimträgers/Heimleitung kann der Heimbeirat mitwirken: Aufstellen/Änderung der Muster-Heimverträge, Heimordnung, Unfallverhütung, Änderung der Heimkostensätze, Planung und Durchführung von Veranstaltungen, Freizeitgestaltung, Unterkunft, Betreuung und Verpflegung, Einstellung oder Änderung des Heimbetriebs, Zusammenschluß mit einem anderen Heim, Änderung der Art und des Zweckes des Heims oder seiner Teile und schließlich bei umfassenden baulichen Veränderungen oder Instandsetzungen des Heims.

Für die Zeit, in der ein Heimbeirat nicht gebildet werden kann, werden seine Aufgaben durch einen sogenannten Heimfürsprecher wahrgenommen (§ 5 (2) Heimgesetz). Seine Tätigkeit ist unentgeltlich und ehrenamtlich. Der Heimfürsprecher wird im Benehmen mit dem Heimleiter von der dafür zuständigen Behörde bestellt. Die Heimbewohner können der Behörde Vorschläge zur Auswahl des Heimfürsprechers machen. Die Behörde kann aber von der Bestellung absehen, wenn die Mitwirkung der Bewohner auf andere Weise sichergestellt ist. Der Heimbeirat ist in allen Heimen zu bilden, die regelmäßig mehr als sechs Personen aufnehmen (§ 1 Heimmitwirkungsverordnung). Der Heimbeirat besteht in Heimen bei in der Regel 6 bis 20 Bewohnern aus einem Mitglied (Heimsprecher), bei 21 bis 50 Bewohnern aus drei Mitgliedern, bei 51 bis 150 Bewohnern aus fünf Mitgliedern, bei 151 bis 250 Bewohnern aus sieben Mitgliedern und bei über 250 Bewohnern aus neun Mitgliedern.

Der Heimträger hat auf die Bildung von Heimbeiräten hinzuwirken (§ 2 Heimmitwirkungsverordnung). Der Heimbeirat wird in gleicher, geheimer und unmittelbarer Wahl gewählt. Wahlberechtigt sind alle Bewohner, die am Wahltag auf Dauer in ein Heim aufgenommen worden sind. Wählbar sind alle Wahlberechtigten, die am Wahltag mindestens zwei Monate das Heim bewohnen. Die regelmäßige Amtszeit des Heimbeirates beträgt zwei Jahre. Weitere Einzelheiten zur Wahl sind in der Heimmitwirkungsverordnung festgelegt.

Wichtig ist noch, daß der Heimträger die zuständige Behörde innerhalb von vier Wochen nach Ablauf der Amtszeit des Heimbeirates oder bis spätestens drei Monate nach Betriebsaufnahme über die Bildung des Heimbeirates zu unterrichten hat. Ist ein Heimbeirat nicht gebildet worden, so muß dies der Heimträger unter Angabe der Gründe unverzüglich mitteilen. In diesem Fall soll die zuständige Behörde in enger Zusammenarbeit mit Heimträger/Heimleitung auf die Bildung eines Heimbeirats hinwirken, sofern nicht die besondere personelle Struktur der Bewohnerschaft der Bildung eines Heimbeirats entgegensteht. Dies soll nach dem Willen des Gesetzgebers die Ausnahme und nicht die Regel sein.

3 Die Pflegeversicherung als fünfte Säule der Sozialversicherung

Der 17. November 1881 ist der Geburtstag der Sozialversicherung in Deutschland. Reichskanzler Otto von Bismarck kündigt an diesem Tag die Sozialversicherungsgesetze im Deutschen Reichstag an.

Die weitverbreitete wirtschaftliche Not der Arbeiter und die damit verbundene Gefahr einer zunehmenden politischen Radikalisierung gelten als wesentlicher Grund der Einführung der Sozialversicherung. Risiken, die die Existenzgrundlage der Arbeiter gefährden, sollten abgesichert werden: Krankheit, Unfall, Invalidität und Alter.

3.1 Rechtsanspruch statt Fürsorge

Das wirklich Neue an diesen Gesetzen war aber die Verbindung der gesetzlichen Versicherungspflicht der Arbeiter mit der (abhängigen) Beschäftigung gegen Lohn. Das heißt: Die Arbeiter wurden zwar zum „Sparen" gezwungen, hatten aber im Versicherungsfall einen Rechtsanspruch auf Leistungen. Dagegen stellte die bis dahin praktizierte Armenpflege lediglich auf die staatlich geprüfte Beseitigung individueller Not ab.

Im Prinzip funktioniert die Sozialversicherung auch heute noch genauso. In der Bundesrepublik Deutschland erfolgte in den 50er Jahren der Wiederaufbau der Sozialversicherung. Dieses System hatte damals vier und hat heute fünf Säulen: die Kranken-, Unfall-, Renten- und Arbeitslosen- und eben die Pflegeversicherung. International gesehen ist das im übrigen keine Selbstverständlichkeit. In manchen Ländern, z.B. in den USA, ist es die Sache des einzelnen, für sich selbst und seine Familie in Notfällen vorzusorgen.

Wenn man so will, beruht die Einführung der Pflegeversicherung auf dem gleichen Prinzip wie vor einhundert Jahren. Vor der Pflegeversicherung gab es Pflegegeld vom örtlichen Sozialamt, abhängig von der Bedürftigkeit und der finanziellen Situation des einzelnen. Nun gilt (zumindest in der Theorie): Man zahlt Beiträge und hat einen Rechtsanspruch auf die notwendigen Versicherungsleistungen. Ob das vorliegende Gesetz in der Praxis diesen Anspruch im Sinne einer vollständigen Absicherung im Pflegefall zu erfüllen vermag, ist jedoch ernsthaft zu bezweifeln. Mit Sicherheit reichen die Leistungen nach dem Pflegeversicherungsgesetz nicht aus, um alle anfallenden Aufwendungen und Kosten abzudecken. Ziel des Gesetzgebers war eine Art Grundversorgung, die durch private Eigenvorsorge ergänzt werden muß.

3.2 Notwendigkeit der Pflegeversicherung

Wer nun glaubt, die Pflegeversicherung sei eine Sache nur der Absicherung behinderter oder auf jeden Fall älterer Menschen, täuscht sich. Jeden kann es treffen - jederzeit. Eine schwere Krankheit, ein Verkehrsunfall, und man wird zu einem Pflegefall. Die Pflegeversicherung hat die Aufgabe, die wirtschaftlichen Folgen der Pflegebedürftigkeit zu lindern. Sie soll Pflegebedürftigen und ihren Familienangehörigen zugute kommen. Das können einerseits Geldleistungen sein, damit Familienangehörige die Pflege selbst organisieren können. Andererseits hilft die Pflegeversicherung eine professionelle Pflegekraft zu finanzieren bzw. gibt einen finanziellen Zuschuß zu dem Aufenthalt in einem Pflegeheim. Die Höhe der Leistungen hängt grundsätzlich davon ab, wie pflegebedürftig der Versicherte ist, und ob er zu Hause oder im Heim lebt.

Bis zu dem jetzt bestehenden Pflegeversicherungsgesetz war es ein langer Weg. Erbittert wurde darüber diskutiert, ob die Pflegeversicherung überhaupt ein weiterer Zweig der Sozialversicherung werden soll oder ob andere Versicherungsmodelle greifen sollen. Über die Notwendigkeit einer - wie auch immer - staatlich organisierten Pflegeversicherung war man sich immerhin weitgehend einig.

Nach zähen Verhandlungen war es dann am 1. April 1994 soweit: Die Pflegeversicherung startete als fünfte Säule der Sozialversicherung mit Leistungen zur häuslichen Pflege. Ab dem 1. Juli 1996 werden auch Leistungen der stationären Pflege (Pflegeheim) gewährt.

3.3 Pflegekassen der Krankenversicherung angegliedert

Die Pflegeversicherung ist eigenständig, aber der Krankenversicherung organisatorisch angegliedert. Die Aufgaben der Pflegekassen werden also von den Krankenkassen durchgeführt. Vorteil: Man sparte Kosten für einen zusätzlichen Verwaltungsapparat. Diese Angliederung gilt auch für viele gesetzlichen Vorschriften, z.B. beim versicherten Persoenkreis: Die Pflegeversicherung folgt immer der Krankenversicherung. So müssen sich beispielsweise privat Krankenversicherte auch privat pflegeversichern. Und alle, die gesetzlich krankenversichert sind, werden automatisch Mitglied der sozialen Pflegeversicherung. Dabei wird die Mitgliedschaft in der einzelnen Pflegekasse an die Mitgliedschaft der Krankenkasse geknüpft, das heißt, wer z.B. bei der DAK krankenversichert ist, ist automatisch Mitglied der DAK-Pflegekasse.

Diese einheitliche Zuständigkeit ist neben der Kosteneinsparung auch im Interesse der Versicherten. Einerseits gibt es organisatorisch weniger Probleme, andererseits sind die Aufgaben der Kranken- und der Pflegeversicherung eng miteinander verzahnt. Zwischen medizinischer Behandlung, Rehabilitation und Pflege gibt es einen fließenden Übergang, der leicht zu Streitigkeiten beider Versicherungsträger über die Finanzierung von entsprechenden Leistungen zu Lasten der Versicherten hätte führen können.

3.4 Finanzierung und Einbindung in das Sozialsystem

Finanziert werden die Leistungen wie auch bei den anderen Zweigen der Sozialversicherung durch Beiträge, die sich Arbeitgeber und Arbeitnehmer teilen. Mit dem Argument der hohen Lohnnebenkosten in Deutschland ist der Gesetzgeber den Arbeitgebern entgegengekommen und hat einen finanziellen Ausgleich geschaffen: die Umwandlung des Buß- und Bettages in einen Werktag. Einzige Ausnahme ist der Freistaat Sachsen, hier zahlen die Arbeitnehmer den überwiegenden Beitrag zur Pflegeversicherung.

Wichtig sind in diesem Zusammenhang auch die Regelungen der Verknüpfung der Pflegeversicherung mit den anderen Zweigen der Sozialversicherung. So zahlt die Pflegeversicherung der Pflegeperson - also der- oder demjenigen, der die Pflegeleistung erbringt - Beiträge zur gesetzlichen Rentenversicherung. Die Beitragshöhe ist abhängig von der Pflegestufe und dem Pflegeaufwand. Dazu ist die Pflegeperson unfallversichert, und hinsichtlich der Arbeitslosenversicherung gibt es Hilfen (z.B. Anspruch auf Unterhaltsgeld), die eine Rückkehr ins Berufsleben nach Ende der Pflegetätigkeit erleichtern sollen. Außerdem erhalten Pflegepersonen Arbeitslosengeld oder -hilfe auch dann, wenn sie dem Arbeitsmarkt wegen der Pflege eines Pflegebedürftigen nicht uneingeschränkt zur Verfügung stehen (vgl. dazu Kapitel 4.12).

4 Pflegeversicherung: Gesetzliche Grundlagen

Der Gesetzgeber fügte zum 1. April 1994 das „Gesetz zur sozialen Absicherung des Risikos der Pflegebedürftigkeit" als 11. Buch dem Sozialgesetzbuch (SGB) an. Die offizielle Bezeichnung lautet SGB (XI) - Soziale Pflegeversicherung. Um dieses Gesetz geht es in diesem Kapitel.

4.1 Übergangsregelungen

Betroffen sind hiervon Menschen, die vor Inkrafttreten des Pflegeversicherungsgesetzes ein Pflegegeld nach § 69 Bundessozialhilfegesetz (BSHG) erhalten haben, bei denen aber ein Pflegegeldanspruch nach dem neuen Gesetz nicht mehr gegeben ist. Dies sind zum Beispiel Rollstuhlfahrer, die in der Vergangenheit Pflegegeld erhalten haben. Um deren Besitzstand zu wahren, wurde das Pflegeversicherungsgesetz in diesem Punkt noch einmal geändert. Damit wurde sichergestellt, daß Pflegebedürftige durch die Einführung der Pflegeversicherung keine finanziellen Nachteile erleiden. Dies gilt selbst dann, wenn nach dem Pflegeversicherungsgesetz keine Pflegebedürftigkeit und daher kein Anspruch auf Leistungen nach diesem Gesetz vorliegt. Das heißt: Auch in diesem Fall wird das nach dem BSHG bis zum 31. März 1995 gezahlte Pflegegeld in der bisherigen Höhe weitergezahlt.

Grundlage sind die vor dem Stichtag 1. April 1995 tatsächlich erhaltenen Leistungen. Voraussetzung für die Anwendung dieser Besitzstandsregel ist jedoch Bedürftigkeit im Sinne der Sozialhilfe. Entscheidend ist hier also das aktuelle Einkommen und Vermögen. Erhält der Pflegebedürftige Pflegesachleistungen (siehe Kapitel 4.14.1) nach dem neuen Gesetz, kann das Pflegegeld gekürzt werden. Das Pflegegeld entfällt ganz, wenn entweder die Pflegebedürftigkeit (z.B. nach erfolgreicher Rehabilitation) nicht mehr gegeben ist oder der Pflegebedürftige vollstationär in einem Heim untergebracht wird.

4.2 Grundsatz der Selbstbestimmung

Durch den Eintritt des „Versicherungsfalls" Pflegebedürftigkeit muß der Pflegebedürftige Einschränkungen in der freien Gestaltung seines Lebens hinnehmen. Diese Einschränkungen sollen durch die Leistungen der Pflegeversicherung - so weit es geht im Rahmen der zur Verfügung stehenden finanziellen Mittel durch die Versichertengemeinschaft - so gering wie möglich gehalten werden. Der Pflegebedürftige soll die Möglichkeit haben, im Rahmen seiner körperlichen und geistigen Leistungsfähigkeit, sein Leben selbst zu bestimmen. In Anlehnung an des Grundgesetz heißt es in § 2 SGB XI Pflegeversicherungsgesetz wörtlich: „Die Leistungen der Pflegeversicherung sollen den Pflegebedürftigen helfen, trotz ihres Hilfebedarfs ein möglichst selbständiges und selbstbestimmtes Leben zu führen, das der Würde des Menschen entspricht."

Darüber hinaus hat der Pflegebedürftige das Wahlrecht hinsichtlich der Leistungen der Pflegeversicherung, also ob Sach- oder Geldleistungen zur Verfügung gestellt werden, und er darf zwischen verschiedenen Pflegeeinrichtungen oder -diensten frei entscheiden. Damit dieses Recht überhaupt wahrgenommen werden kann, haben die Pflegekassen die Pflicht, die Versicherten über ihre Rechte aufzuklären (§ 2 (4) SGB XI, § 7 SGB XI und § 13 ff. SGB I).

4.3 Vorrang der häuslichen Pflege

Gewünscht ist die Pflege zu Hause ausdrücklich vom Gesetzgeber, der als Grundprinzip der sozialen Pflegeversicherung den Vorrang der häuslichen Pflege vor der Heimunterbringung festgeschrieben hat. Der größte Erfolg der Pflegeversicherung, so Bundesarbeitsminister Norbert Blüm in einer Bundestagsrede im November 1996, liege darin, daß die Anträge auf stationäre Versorgung zurückgehen. In der Tat ist es wohl grundsätzlich im Sinne der Pflegebedürftigen, sich lieber in heimischer Umgebung von vertrauten Menschen pflegen zu lassen.

Kritisch muß angemerkt werden, daß der Rückgang der Anträge auch auf die unzureichenden finanziellen Leistungen der Pflegeversicherung bei vollstationärer Versorgung zurückgeführt werden kann. Trotz eigener Rente und Geld aus der Pflegekasse ist immer noch der überwiegende Teil der Pflegebedürftigen auf Sozialhilfe angewiesen. Und das kann heißen, daß nicht nur die im Leben des Pflegebedürftigen von ihm erarbeiteten Werte plötzlich zur Disposition stehen, sondern daß auch der Ehegatte, Kinder oder Eltern unterhaltspflichtig werden (vgl. hierzu Kapitel 9.1). Sozialhilfe setzt nämlich immer erst dann ein, wenn alle anderen finanziellen Möglichkeiten ausgeschöpft sind. Für viele ist es daher auch eine existentielle Frage, ob man sich die stationäre Unterbringung eines Pflegebedürftigen „leisten" kann.

Unterstützt wird die häusliche Pflege u.a. durch finanzielle Leistungen für Pflegepersonen, deren Absicherung in der Sozialversicherung während der Pflegezeit oder durch Bereitstellen von Pflegehilfsmitteln. Die Grenzen des Vorrangs der häuslichen Pflege sind dann erreicht, wenn der Pflegebedürftige keine angemessene häusliche Pflege erhält. Stellt etwa der Medizinische Dienst bei seiner Begutachtung oder später Mängel in der pflegerischen Betreuung fest, muß entweder professionelle häusliche Pflege durch einen ambulanten Dienst in Anspruch genommen werden, oder es bleibt nur die stationäre Pflege.

4.4 Wer ist pflegeversichert?

Jeder, der krankenversichert ist, ist auch Versicherter der Pflegeversicherung, unabhängig davon, ob er privat oder gesetzlich versichert ist. Das gilt auch für die Mitversicherten in der Familie, also für den nicht oder gering erwerbstätigen Ehepartner oder die Kinder. Damit ist quasi die ganze Bevölkerung in Deutschland gegen die Risikofälle Krankheit und Pflege versichert.

Eine Möglichkeit der Befreiung von der Versicherungspflicht sieht das Pflegeversicherungsgesetz nicht vor. Dies gilt auch für privat Krankenversicherte. Nach dem Prinzip „Pflegeversicherung folgt der Krankenversicherung" besteht eine Versicherungspflicht zur Absicherung des Pflegefalls bei einem privaten Krankenversicherungsunternehmen (vgl. Kapitel 4.20).

Wenn ein Versicherter aus besonderen Gründen aus der gesetzlichen Pflegeversicherung ausscheidet, z.B. weil er seinen Wohnsitz ins Ausland verlegt, dann kann er eine sogenannte Weiterversicherung beantragen. Zwar werden Leistungen der Pflegeversicherung grundsätzlich nicht ins Ausland transferiert, aber die Weiterversicherung hat Bedeutung für zu erfüllende Vorversicherungszeiten, wenn man Leistungen der Pflegeversicherung in Anspruch nehmen will (vgl. Kapitel 4.6). Die private Pflegeversicherung endet dagegen grundsätzlich nur durch Kündigung des Versicherungsvertrags.

4.5 Die beitragsfreie Familienversicherung

Die Voraussetzungen für die beitragsfreie Mitversicherung in der sozialen Pflegeversicherung sind identisch mit den Regelungen in der Krankenversicherung. Der Ehegatte und/oder die Kinder müssen ihren Wohnsitz oder gewöhnlichen Aufenthalt in Deutschland haben, dürfen nicht selbst in der Pflegeversicherung versicherungspflichtig sein und dürfen kein Einkommen haben, das für 1997 (diese Einkommensgrenze ändert sich jedes Jahr) 610 DM monatlich in den alten Bundesländern und 520 DM in den neuen Bundesländern übersteigt.

Bei Kindern gilt für die beitragsfreie Mitversicherung eine Altershöchstgrenze. Nicht erwerbstätige Kinder sind bis zum vollendeten 23. Lebensjahr, Kinder in der Schul- und Berufsausbildung bis zum vollendeten 25. Lebensjahr mitversichert. Diese Höchstgrenze wird um die Zeit des abgeleisteten Wehr-

oder Zivildienstes verlängert. Mitversichert sind Kinder ohne Altersbeschränkung, wenn sie behindert und damit außerstande sind, sich selbst zu unterhalten. Die Behinderung muß jedoch während der Zeit der Familienversicherung eingetreten sein.

Ist ein Elternteil privat kranken- bzw. pflegeversichert und der andere Elternteil gesetzlich versichert, gelten besondere Regelungen. Grundsätzlich ist das Kind bei dem privat versicherten Elternteil versichert, es sei denn, der privat Versicherte verdient monatlich unter 610 DM (alte Bundesländer) bzw. 520 DM (neue Bundesländer) und damit weniger als der gesetzlich versicherte Elternteil. Nur in diesem Fall kann das Kind kostenfrei bei dem gesetzlich Versicherten mitversichert werden - sowohl in der Kranken- als auch in der Pflegeversicherung. Bei der privaten Krankenversicherung müssen für das Kind dagegen zusätzliche Beitragszahlungen geleistet werden.

4.6 Wer ist leistungsberechtigt?

Pflegebedürftige und Pflegepersonen können Leistungen nach dem Pflegeversicherungsgesetz erhalten. Was das konkret heißt, damit beschäftigen sich die nächsten Ausführungen dieses Buches. Hier geht es erst einmal um grundlegende Leistungsvoraussetzungen wie zum Beispiel Vorversicherungszeiten, die Leistungsberechtigte erfüllen müssen.

Grundsätzlich werden Leistungen der Pflegeversicherung nur auf Antrag gewährt. Die Leistungen für Pflegebedürftige sind von den Versicherten selbst, die Leistungen für Pflegepersonen von diesen selbst zu beantragen. Die Anträge werden bei der zuständigen Pflegekasse (angegliedert bei der Krankenkasse des Versicherten) gestellt. Der Antrag sollte nicht später als einen Monat nach Eintritt der Pflegebedürftigkeit gestellt werden, da Leistungen der Pflegeversicherung erst vom Beginn des Monats der Antragstellung an gewährt werden. Es besteht also in diesem Sinn kein Anspruch auf rückwirkende Leistungen. Das bedeutet aber nicht, daß die Zeit der Feststellung der Pflegebedürftigkeit zu Lasten des Antragstellers geht. In diesem Fall werden auch rückwirkend zum Zeitpunkt der Antragstellung Leistungen erbracht.

Ein Beispiel zu dieser komplizierten Materie:

Pflegebedürftigkeit liegt vor seit dem....................	14.07.1997
Antrag auf Pflegegeld am.......................................	29.08.1997
Feststellung der Pflegebedürftigkeit durch den MDK*..	02.12.1997
= Anspruch auf Pflegegeld ab dem........................	01.08.1997

*MDK = Medizinischer Dienst der Krankenversicherung

Wird in unserem Beispiel der Antrag auf Pflegegeld bereits am 21.07.1997 gestellt, dann werden auch ab dem 21.07.1997 Leistungen der Pflegeversicherung gewährt.

Wenn im Jahr 1997 ein Antrag auf Leistungen nach der Pflegeversicherung gestellt wird, muß der Versicherte (als Mitglied oder als Familienversicherter) zwei Jahre lang bereits pflegeversichert gewesen sein, also die sogenannte Vorversicherungszeit erfüllen. Als das Pflegeversicherungsgesetz eingeführt wurde, wurden zunächst alle zu dem Zeitpunkt bereits Pflegebedürftigen ohne Vorversicherungszeit in den Versicherungsschutz aufgenommen. 1996 betrug die Vorversicherungszeit ein Jahr, die nach Ablauf eines weiteren Jahres um jeweils ein Jahr verlängert wird. Dies soll verhindern, daß Zuwanderer nach Deutschland sofort einen Leistungsanspruch besitzen, obwohl sie noch keine Beiträge zur Pflegeversicherung geleistet haben.

Bei der Antragstellung nach dem 1. Januar 2000 muß der Versicherte innerhalb der letzten zehn Jahre eine Vorversicherungszeit von mindestens fünf Jahren nachweisen. Wer die im Gesetz geforderten Vorversicherungszeiten in dem

Zeitpunkt seiner Antragstellung nicht erfüllt, kann jederzeit später einen neuen Antrag stellen, wenn er diese Zeiten dann erfüllt hat.

Angerechnet auf die Vorversicherungszeit werden Zeiten der freiwilligen Weiterversicherung z.B. bei Auslandsaufenthalten oder Zeiten des Rentenbezugs nach dem Bundesversorgungsgesetz. Ebenso wird durch die Dauer des Wehr- und Zivildienstes die Mitgliedschaft in der Pflegeversicherung nicht berührt. Das gleiche gilt für die Zeit, in der Anspruch auf Kurzarbeitergeld besteht. Auch pflegebedürftige Kinder haben Versicherungsschutz, wenn bereits ein Elternteil die Vorversicherungszeit erfüllt. Keine Probleme gibt es darüber hinaus bei Sozialhilfeempfängern, bei denen die Vorversicherungszeiten als erfüllt angesehen werden.

4.7 Wann leistet die Pflegeversicherung?

In diesem Kapitel geht es um die Frage, ob die Pflegeversicherung - im Vergleich zu anderen Leistungssystemen - vorrangig oder nachrangig leistet. So müssen Leistungen aus der Pflegeversicherung grundsätzlich vor fürsorgerischen Leistungen in Anspruch genommen werden. Das gilt für fürsorgerische Leistungen nach dem Bundessozialhilfegesetz (Sozialhilfe), Lastenausgleichsgesetz, Reparationsschädengesetz , Flüchtlingshilfegesetz oder bestimmten Leistungen nach dem Bundesversorgungsgesetz (BVG), nämlich der Hilfe zur Pflege nach § 26a BVG und Wohnungshilfe nach § 27c BVG. Damit wollte der Gesetzgeber die Abhängigkeit der Pflegebedürftigen z.B. von der Sozialhilfe vermeiden bzw. vermindern.

Die Leistungen der Pflegeversicherung gelten nicht als Einkommensbestandteil des Pflegebedürftigen (§ 13 (5) SGB XI). Dies kann bei der Berechnung anderer Sozialleistungen, die von der Höhe des Einkommens des einzelnen abhängen (z.B. Arbeitslosenhilfe, Wohngeld), eine wichtige Rolle spielen. Die Leistungen der Pflegeversicherung dienen zweckgebunden der Deckung besonderer Bedürfnisse - nämlich, daß der Pflegebedürftige die notwendige Pflege bekommt - und nicht zum Bestreiten seines Lebensunterhalts.

Nachrangig sind Leistungen aus der Pflegeversicherung bei Entschädigungsleistungen wegen Pflegebedürftigkeit nach dem Paragraphen 35 Bundesversorgungsgesetz, bei Leistungen aus der gesetzlichen Unfallversicherung oder aus öffentlichen Kassen aufgrund gesetzlich geregelter Unfallversorgung oder Unfallfürsorge (§ 13 SGB XI). Diese Regelung ist begründet, denn diese Leistungen sind in der Regel umfassender als die Leistungen der Pflegeversicherung. Die Leistungen der Pflegekasse ruhen, wenn der Versicherte diese Entschädigungsleistungen erhält.

4.8 Was bedeutet Pflegebedürftigkeit?

Der Begriff der Pflegebedürftigkeit ist für das Pflegeversicherungsgesetz von zentraler Bedeutung. Er wird ausführlich in den Paragraphen 14ff. SGB XI definiert und beschrieben. Pflegebedürftig sind danach Menschen, „die wegen einer körperlichen, geistigen oder seelischen Krankheit oder Behinderung für die gewöhnlichen und regelmäßig wiederkehrenden Verrichtungen im Ablauf des täglichen Lebens auf Dauer, voraussichtlich für mindestens sechs Monate, in erheblichen oder höherem Maße der Hilfe bedürfen".

4.8.1 Hilfebedarf ist entscheidend

Die Leistungen der Pflegeversicherung sind demnach nicht als Entschädigung für vorliegende Krankheiten oder Behinderungen gedacht. Um es sehr deutlich zu formulieren: Die Art und Schwere der Krankheit oder Behinderung haben auf die Beurteilung des Vorliegens von Pflegebedürftigkeit direkt keinen Einfluß. Pflegebedürftig im Sinne dieses Gesetzes ist nur, wer der Hilfe bedarf bei den Verrichtungen des täglichen Lebens. Die Fähigkeit des Betroffenen, diese Verrichtungen auszuüben, muß zumindest eingeschränkt oder nicht mehr vorhanden sein. Leistungsberechtigt sind nur die in diesem Sinne Pflegebedürftigen und deren Pflegepersonen. Eine weitere Voraussetzung zur Anerkennung der Pflegebedürftigkeit ist, daß die Betroffenen auf Dauer - voraussichtlich für mindestens sechs Monate - der Hilfe bedürfen.

Eine Verbesserung für die Betroffenen liegt nach Meinung der Juristen darin, daß frühere gesetzliche Regelungen erweitert wurden: So sind mit der Pflegeversicherung auch die erheblich Pflegebedürftigen - nicht mehr nur die Schwer- und Schwerstpflegebedürftigen - leistungsberechtigt. Zudem reicht aus, wenn die Hilflosigkeit der Betroffenen in erheblichem Maße besteht. Vor Einführung der Pflegeversicherung mußten die Betroffenen in „sehr hohem Maße" hilflos sein, um entsprechende Leistungen zu erhalten. Gleichwohl konnte es für Betroffene auch zu einer Verschlechterung im Vergleich zu früheren gesetzlichen Regelungen kommen, die mit den Übergangsregelungen (siehe Kapitel 4.1) ausgeglichen werden mußten.

4.8.2 Ursache: Krankheit oder Behinderung

Die Pflegebedürftigkeit muß zudem ursächlich auf eine Krankheit oder Behinderung zurückzuführen sein. Es genügt zum Beispiel nicht, daß der Betroffene nicht kochen kann oder will. Nicht-medizinische Ursachen reichen nicht aus, um die Pflegebedürftigkeit im Sinne des Gesetzes anzuerkennen. Krankheiten oder Behinderungen sind laut Gesetz (§ 14 (2) SGB XI):

- Verluste, Lähmungen oder andere Funktionsstörungen am Stütz- und Bewegungsapparat,

- Funktionsstörungen der inneren Organe oder der Sinnesorgane,
- Störungen des Zentralnervensystems wie Antriebs-, Gedächtnis- oder Orientierungsstörungen sowie endogene Psychosen, Neurosen oder geistige Behinderungen.

Diese Aufzählung soll in erster Linie dem begutachtenden Arzt die Arbeit erleichtern. Nach Auffassung der Juristen sollen mit dieser Aufzählung jedoch keine anderen Krankheiten oder Behinderungen als Ursache der Pflegebedürftigkeit ausgeschlossen werden.

4.8.3 Verrichtungen des täglichen Lebens

Das Gesetz versteht unter den gewöhnlich und wiederkehrenden Verrichtungen im Ablauf des täglichen Lebens:

- Körperpflege (Waschen, Duschen, Baden, Zahnpflege, Kämmen, Rasieren, Darm- und Blasenentleerung),
- Ernährung (mundgerechtes Zubereiten und Aufnahme der Nahrung),
- Mobilität (selbständiges Aufstehen und Zu-Bett-Gehen, An- und Auskleiden, Gehen, Stehen, Treppensteigen, Verlassen und Wiederaufsuchen der Wohnung),
- Hauswirtschaftliche Versorgung (Einkaufen, Kochen, Reinigen der Wohnung, Spülen, Wechseln und Waschen der Wäsche und Kleidung, Beheizen).

Pflegebedürftigkeit ist dann gegeben, wenn sich durch ärztliche Behandlung und Maßnahmen der Rehabilitation die erhebliche Hilfebedürftigkeit des Betroffenen nicht beseitigen läßt. Die oben beschriebenen Verrichtungen des täglichen Lebens müssen zwar nicht unbedingt täglich, aber doch regelmäßig im Alltag des Pflegebedürftigen anfallen. Beispiele für den Bereich Körperpflege: Haare waschen und Nagelpflege. Das Rasieren umfaßt auch die Haut- und Gesichtspflege. Zur mundgerechten Zubereitung und Aufnahme der Nahrung gehört auch z.B. der angemessene Umgang mit dem Besteck.

Die Mobilität des Pflegebedürftigen muß nicht nur auf seine Wohnung beschränkt bleiben. Er muß die Möglichkeit bekommen, seine Wohnung zu verlassen, um etwa Ärzte, Therapeuten, Apotheken oder Behörden aufzusuchen. Hierunter versteht der Gesetzgeber alle Verrichtungen, die für das Aufrechterhalten der Lebensführung zu Hause notwendig sind und das persönliche Erscheinen des Pflegebedürftigen erfordern.

Für die Begutachtung der Pflegebedürftigkeit sind deshalb Spaziergänge oder Besuche von kulturellen Veranstaltungen unerheblich, auch wenn sie aus der Sicht der Betroffenen noch so wünschenswert sind. Auch hier wird deutlich, daß die Leistungen der Pflegeversicherung familiäre oder ehrenamtliche Hilfe nur ergänzen, aber nicht ersetzen.

4.8.4 Hilfebedarf bei Körperpflege, Ernährung oder Mobilität

Wenn der Betroffene alleine in der hauswirtschaftlichen Versorgung der Hilfe bedarf, reicht dies noch nicht zur Anerkennung der Pflegebedürftigkeit. Dazu ist vielmehr erforderlich, daß Hilfebedarf besteht in den einzelnen Bereichen Körperpflege, Ernährung oder Mobilität und zusätzlich in der hauswirtschaftlichen Versorgung. Dann ist letztere Bestandteil der Pflegeleistung.

Die Hilfe der Pflegepersonen bei diesen Verrichtungen des täglichen Lebens kann einerseits so erfolgen, daß die Pflegeperson für den Pflegebedürftigen diese Verrichtung ausführt. Andererseits kann die Hilfe auch in der Anleitung und Beaufsichtigung des Pflegebedürftigen bei diesen Verrichtungen erfolgen. Denn beispielsweise sind viele hirngeschädigte oder psychisch kranke Menschen zwar körperlich in der Lage, die oben genannten Verrichtungen selbst auszuführen. Es fehlt ihnen unter Umständen die Fähigkeit, diese Tätigkeiten als notwendig zu erkennen und sie sinnvoll und regelmäßig durchzuführen. Nicht nur die Gefahr einer Verwahrlosung der Pflegebedürftigen besteht, sondern auch die Gefährdung von sich und anderen durch unsachgemäßen Umgang mit z.B. Strom, Feuer, Gas oder Wasser. Zweifellos gehört dieser Umgang zu den Verrichtungen des täglichen Lebens im Sinne des Gesetzes. Die Beaufsichtigung des Pflegebedürftigen kann sogar tagsüber und nachts rund um die Uhr notwendig sein.

4.9 Die Pflegestufen

Die Pflegebedürftigkeit ist nach § 15 SGB XI in drei sogenannte Pflegestufen eingeteilt. Diese Pflegestufen sind:

Pflegestufe 1: erheblich Pflegebedürftige,
Pflegestufe 2: Schwerpflegebedürftige,
Pflegestufe 3: Schwerstpflegebedürftige.

4.9.1 Häufigkeit des Hilfebedarfs

Entscheidend für die Zuordnung in die Pflegestufen ist die Häufigkeit und der zeitliche Aufwand des Hilfebedarfs für den Pflegebedürftigen. Gemeint sind hier der Umfang und die Häufigkeit der benötigten Hilfen bei der Körperpflege, Ernährung oder Mobilität. Für die Hilfe in diesen drei Bereichen spricht der Gesetzgeber auch von „Grundpflege" (vgl. Kapitel 7.4.1). Zusätzlich muß bei allen Pflegestufen ein mehrfach wöchentlicher Hilfebedarf in der hauswirtschaftlichen Versorgung vorliegen. Bei pflegebedürftigen Kindern ist der zusätzliche Hilfebedarf gegenüber einem gesunden gleichaltrigen Kind für die Einstufung von Bedeutung (vgl. Kapitel 4.19).

Pflegebedürftige der Pflegestufe 1 haben mindestens einmal täglich Hilfebedarf bei der Körperpflege, bei der Ernährung oder bei der Mobilität (in mindestens einem von den drei Bereichen der Grundpflege). Zusätzlich werden mehrfach wöchentlich Hilfen bei der hauswirtschaftlichen Versorgung benötigt. Wie bereits ausgeführt, kann der Hilfebedarf auch in der Anleitung oder Beaufsichtigung des Pflegebedürftigen bestehen.

Pflegebedürftige der Pflegestufe 2 haben mindestens dreimal täglich zu verschiedenen Tageszeiten Hilfebedarf in der Grundpflege. Dazu werden - wie in der Pflegestufe 1 - mehrfach wöchentlich Hilfen bei der hauswirtschaftlichen Versorgung benötigt.

Pflegebedürftige der Pflegestufe 3 benötigen die Hilfe in der Grundpflege täglich rund um die Uhr, auch regelmäßig nachts. Dazu werden auch hier mehrfach wöchentlich Hilfen bei der hauswirtschaftlichen Versorgung benötigt. Die Zuordnung in diese höchste Pflegestufe kann nach dem Willen des Gesetzgebers nur erfolgen, wenn die Pflegeperson ununterbrochen zur notwendigen Hilfeleistung bereit ist. Die Pflegeperson muß jedoch nicht unbedingt direkt anwesend sein; es genügt, wenn sie sich für die konkrete Situation des Hilfebedarfs in Rufbereitschaft befindet.

4.9.2 Dauer der Hilfeleistung

Neben der Häufigkeit des Hilfebedarfs wurde zusätzlich im Gesetz ein Mindestbedarf an Zeit für die Dauer der Hilfeleistungen festgelegt. Demnach muß der Zeitaufwand der Pflegeperson für die erforderlichen Leistungen der Grundpflege und der hauswirtschaftlichen Versorgung wöchentlich im Tagesdurchschnitt in den jeweiligen Pflegestufen betragen:

- in der Pflegestufe 1 mindestens 90 Minuten; hierbei müssen auf die Grundpflege mehr als 45 Minuten entfallen,

- in der Pflegestufe 2 mindestens drei Stunden; hierbei müssen auf die Grundpflege mindestens zwei Stunden entfallen,

- in der Pflegestufe 3 mindestens fünf Stunden; hierbei müssen auf die Grundpflege mindestens vier Stunden entfallen.

Maßstab für den zeitlichen Mindestaufwand ist die Zeit, die eine Pflegeperson - die nicht als Pflegekraft ausgebildet sein muß - für die Versorgung des Pflegebedürftigen benötigt. Damit wird die Beurteilung der Pflegebedürftigkeit unabhängig davon gemacht, ob professionelle oder ehrenamtliche Pflege in Anspruch genommen wird. Da der zeitliche Pflegeaufwand - je nach Krankheitsbild des Pflegebedürftigen - täglich sehr unterschiedlich groß sein kann, nimmt das Gesetz als Bezugsgröße den in der Woche anfallenden Pflegeaufwand im Tagesdurchschnitt.

Beispiele für die Zuordnung in die Pflegestufen:

Beispiel 1: Ein 53jähriger Mann leidet unter einer Gelenkentzündung in den Armen. Er kann die Arme nicht mehr richtig heben, und er kann sich nicht mehr bücken.

Dieser Mann bedarf der Hilfe bei der Körperpflege, also beim Waschen, Duschen oder Baden, bei der Mobilität (An- und Ausziehen, zweimal täglich) und bei der hauswirtschaftlichen Versorgung (Reinigung der Wohnung, Tragen von Einkaufstaschen).

Der Mann muß nach dem Pflegeversicherungsgesetz der Pflegestufe 1 zugeordnet werden.

Beispiel 2: Eine 57jährige Frau erleidet einen Schlaganfall und ist dadurch halbseitig gelähmt.

Die Frau braucht mehrmals täglich Hilfe bei der Körperpflege, bei der Mobilität und bei der Nahrungsaufnahme. Die hauswirtschaftliche Versorgung muß nahezu vollständig übernommen werden.

Die Frau ist nach dem Gesetz schwerpflegebedürftig, also der Pflegestufe 2 zuzuordnen.

Beispiel 3: Ein 60jähriger Mann leidet unter der Alzheimer-Krankheit. Er erkennt nicht mehr die Gegenstände des täglichen Lebens und weiß nicht, wie er sie verwenden muß.

Der Mann braucht rund um die Uhr Hilfe in der Grundpflege und der hauswirtschaftlichen Versorgung. Er muß permanent in den Verrichtungen des täglichen Lebens angeleitet und beaufsichtigt werden.

Hier gilt Pflegestufe 3, der Mann ist schwerstpflegebedürftig.

Über das Verfahren zur Feststellung der Pflegebedürftigkeit geht dieses Buch in Kapitel 5 gesondert und ausführlich ein.

4.10 Beiträge zur Pflegeversicherung

4.10.1 Allgemeine Grundlagen

Finanziert werden die Leistungen der Pflegeversicherung durch Beiträge, die sich Arbeitgeber und Arbeitnehmer teilen. Mit der Umwandlung des Buß- und Bettages in einen Werktag hat der Gesetzgeber dieses Prinzip jedoch durchbrochen. Da sich der Freistaat Sachsen für die Beibehaltung des Buß- und Bettages als Feiertag entschied, zahlen dort die Arbeitnehmer den überwiegenden Beitrag (1,35 Prozent) zur Pflegeversicherung.

Bemessungsgrundlage für die Berechnung der Beiträge zur sozialen Pflegeversicherung sind die beitragspflichtigen Einnahmen der Mitglieder. 1,7 Prozent des Versicherteneinkommens beträgt der bundesweit einheitliche Beitragssatz seit dem 1. Juli 1996. Die beitragspflichtigen Einnahmen sind bis zur sogenannten Beitragsbemessungsgrenze oder Jahresarbeitsentgeltgrenze (1997 sind das 6.150 DM monatlich in den alten Bundesländern und 5.325 DM monatlich in den neuen Bundesländern) zu berücksichtigen, die bei Pflege- und Krankenversicherung gleich hoch ist.

Es gelten bei der Bestimmung des beitragspflichtigen Einkommens in der Pflegeversicherung im Prinzip die gleichen Vorschriften wie bei der Krankenversicherung. Ausnahme ist das Krankengeld, das - im Gegensatz zur Krankenversicherung - ebenfalls zu den beitragspflichtigen Einnahmen in der Pflegeversicherung gehört. Zu den Einnahmen gehören also beispielsweise auch Renten, Arbeitslosengeld oder -hilfe und einmalig gezahlte Beträge wie Weihnachts- oder Urlaubsgeld. Für Selbständige hat der Gesetzgeber eine Mindestbemessungsgrenze - quasi ein unterstelltes Mindesteinkommen ungeachtet des tatsächlichen Einkommens - vorgesehen, die 1997 bei 3.202,50 DM (alte Bundesländer) und 2.730,00 DM (neue Bundesländer) festgelegt ist.

4.10.2 Finanzausgleich der Pflegekassen

Mit dem bundeseinheitlichen Beitragssatz sollen Ungerechtigkeiten zwischen den Pflegekassen vermieden werden, weil sonst die Kassen mit dem höchsten Anteil an Pflegebedürftigen höhere Beitragssätze erheben müßten. Da dies vom Gesetzgeber nicht gewollt ist, wird ein sogenannter Finanzausgleich zwischen den Kassen durchgeführt. Dieser Finanzausgleich bezieht sich auf die gesamten Ausgaben der gesetzlichen Pflegekassen und wird vom Bundesversicherungsamt durchgeführt. Dies ist deshalb sinnvoll, da durch die eindeutigen Regelungen der Leistungsgewährung im Gesetz kaum eine Gefahr der ungerechtfertigten Leistungsinanspruchnahme besteht. Ausnahme: Um bei den Verwaltungskosten der Pflegeversicherung Anreize zu wirtschaftlichem Verhalten zu erhalten, dürfen die Pflegekassen diese Kosten nur bis zu einem festgelegten Betrag im Rahmen des Finanzausgleichs geltend machen.

4.10.3 Wer ist beitragsfrei?

Beitragsfrei sind mitversicherte Familienversicherte oder Familienangehörige, die aufgrund des Todes des Mitgliedes eine Rente beantragen. Dies gilt auch für Bezieher von Mutterschafts- und Erziehungsgeld, deren zusätzliche Einnahmen, z.B. aus Arbeitseinkommen, jedoch beitragspflichtig sind. Beitragsfrei sind auf Antrag zudem pflegebedürftige Bezieher von Leistungen nach dem Bundesversorgungsgesetz und dem Beamtenversorgungsgesetz, wenn sie sich auf nicht absehbare Dauer in stationärer Pflege befinden. Dies gilt, da wegen der Vorrangigkeit dieser Leistungen (vgl. Kapitel 4.7) nicht zu erwarten ist, daß diese zusätzlich Leistungen aus der Pflegeversicherung in Anspruch nehmen. Ausnahme: Wenn diese beitragsfrei mitversicherte Familienangehörige haben, werden Beiträge erhoben.

4.11 Welche Pflegepersonen sind leistungsberechtigt?

4.11.1 Nicht-erwerbsmäßige oder versicherungspflichtige Beschäftigung?

Pflegepersonen im Sinne des Pflegeversicherungsgesetzes (§ 19) sind Menschen, die einen Pflegebedürftigen nicht erwerbsmäßig pflegen. Sie erhalten dann Leistungen zu ihrer sozialen Sicherung (siehe Kapitel 4.12), wenn sie einen Pflegebedürftigen wenigstens 14 Stunden pro Woche in seiner häuslichen Umgebung pflegen. Teilen sich zwei Pflegepersonen die Pflege eines Pflegebedürftigen, dann können beide sozial abgesichert werden, wenn sie wegen der Schwere der Pflegebedürftigkeit beide jeweils mindestens 14 Stunden wöchentlich pflegen.

Als Pflegepersonen kommen neben den Familienangehörigen auch Freunde, Nachbarn oder sonstige ehrenamtliche Helfer in Frage. Bei der Pflege durch nahe Verwandte oder sonstige Familienangehörige vermutet der Gesetzgeber zunächst, daß die Pflege nicht erwerbsmäßig durchgeführt wird. Dies gilt ungeachtet der Höhe der finanziellen Anerkennung, die die Pflegeperson von dem Pflegebedürftigen erhält. Bei der Pflege durch sonstige Personen kommt es auf die Höhe der finanziellen Zuwendung an. Kein Problem ist es, wenn diese Zuwendung die Beträge des im Gesetz festgelegten Pflegegeldes (abhängig von der jeweiligen Pflegestufe - vgl. Kapitel 4.14) nicht übersteigt. Übersteigt die finanzielle Zuwendung diese Grenzwerte, muß geprüft werden, ob ein Beschäftigungsverhältnis oder eine selbständige Erwerbstätigkeit vorliegt.

Die Abgrenzung zu einer sozialversicherungspflichtigen Beschäftigung ist vor allem deswegen von Bedeutung, da bei Vorliegen einer solchen Beschäftigung den Pflegepersonen keine soziale Absicherung nach den Leistungen der Pflegeversicherung zusteht. Hier müßte der Pflegebedürftige selbst - wie jeder andere Arbeitgeber auch - die soziale Absicherung der Pflegeperson sicherstellen. Die konkreten Umstände des Einzelfalls sind entscheidend, ob eine solche Beschäftigung vorliegt.

Pflegepersonen können auch berufstätig sein, wenn sie trotz ihrer Berufstätigkeit oder selbständigen Tätigkeit eine angemessene Versorgung des Pflegebedürftigen sicherstellen können. Die Notwendigkeit einer zusätzlichen Alterssicherung nach der Pflegeversicherung besteht für diesen Personenkreis aber nur dann, wenn die ausgeübte Erwerbstätigkeit wegen der Pflegetätigkeit 30 Stunden in der Woche nicht übersteigt. Auf die Art der parallel zur Pflege ausgeübten Erwerbstätigkeit kommt es dabei nicht an.

4.11.2 Wie errechnet sich die Pflegetätigkeit?

Die im Gesetz bestimmte Stundenzahl der Pflegetätigkeit errechnet sich zum einen durch die notwendige Zeit der Grundpflege und der hauswirtschaftlichen Versorgung (vgl. dazu Kapitel 4.8), zum anderen aber auch durch die ergänzende familiäre, nachbarschaftliche und ehrenamtliche Pflege und Betreuung. Dazu gehört z.B. die notwendige Beförderung des Pflegebedürftigen bei teilstationärer Pflege von der Wohnung zur Pflegeeinrichtung und zurück. Die wöchentliche Mindestzahl von 14 Stunden kann aber nur durch die Pflege eines einzigen Pflegebedürftigen erreicht werden. Ein Zusammenzählen von Pflegestunden für verschiedene Pflegebedürftige ist nicht möglich.

Bei der Festlegung des Umfangs der Pflegetätigkeit kommt es jedoch nicht auf die Selbsteinschätzung des Pflegebedürftigen oder der Pflegeperson an; vielmehr sind die Feststellungen des Medizinischen Dienstes der Krankenkassen (MDK) entscheidend. Der MDK muß sich davon überzeugen, daß die notwendige Pflegetätigkeit von der angegebenen Pflegeperson auch tatsächlich geleistet wird.

Die Anerkennung als Pflegeperson im Sinne des Pflegeversicherungsgesetzes setzt außerdem voraus, daß die Pflege in der häuslichen Umgebung des Pflegebedürftigen geleistet wird. Dabei spielt es aber keine Rolle, ob die Pflegetätigkeit im Haushalt des Pflegebedürftigen, der Pflegeperson oder eines Dritten ausgeübt wird. Es kann sich bei der häuslichen Umgebung auch um ein Altenwohnheim handeln, da dort die Möglichkeit zur eigenen Haushaltsführung gegeben ist.

4.12 Soziale Leistungen für die Pflegepersonen

4.12.1 Die Rentenversicherung

Pflegepersonen sollen nach dem Willen des Gesetzgebers zusätzlich sozial abgesichert sein (§ 44f. SGB XI). Zur Altersversorgung der Pflegepersonen zahlen daher die Pflegekassen (bzw. die privaten Pflegeversicherungsunternehmen) Beiträge an die zuständigen Träger der Rentenversicherung, wenn die Pflegeperson regelmäßig nicht mehr als 30 Stunden wöchentlich erwerbstätig ist.

Der Umfang der Pflegetätigkeit ist maßgeblich für die Höhe der abzuführenden Beiträge. Für die Beitragsberechnung sind also nicht die Beträge bedeutsam, die die Pflegeperson tatsächlich vom Pflegebedürftigen erhält.

Demnach werden für die Pflegeperson Beiträge zur Rentenversicherung nach den im Gesetz festgelegten „fiktiven" beitragspflichtigen Einnahmen entrichtet. Festgelegt sind diese Werte in Paragraph 166 (2) SGB VI. Diese Einnahmen betragen bei

Pflegestufe 1:	26,6667% der sogenannten Bezugsgröße,
Pflegestufe 2:	35,5555% der Bezugsgröße bei Pflege über 14 Stunden/Woche und 53,3333% der Bezugsgröße bei Pflege über 21 Stunden/Woche,
Pflegestufe 3:	40,00 % der Bezugsgröße bei Pflege über 14 Stunden/Woche, 60,00 % der Bezugsgröße bei Pflege über 21 Stunden/Woche und 80,00% der Bezugsgröße bei Pflege über 28 Stunden/Woche.

Die Bezugsgröße ist ein wichtiger Wert der Sozialversicherung, der sich jährlich ändert. Die Bezugsgröße entspricht in etwa dem Durchschnittsverdienst aller Rentenversicherten.

Für 1997 beträgt dieser Wert monatlich 4.270,00 DM für die alten Bundesländer und 3.640,00 DM für die neuen Bundesländer. Die beitragspflichtigen Einnahmen betragen für 1997 monatlich demnach:

	West	Ost
Pflegestufe 1	1.138,67 DM	970,67 DM
Pflegestufe 2	1.518,22 DM (Pflege über 14 Std./Woche)	1.294,22 DM
	2.277,33 DM (Pflege über 21 Std./Woche)	1.941,33 DM
Pflegestufe 3	1.708,00 DM (Pflege über 14 Std./Woche)	1.456,00 DM
	2.562,00 DM (Pflege über 21 Std./Woche)	2.184,00 DM
	3.416,00 DM (Pflege über 28 Std./Woche)	2.912,00 DM

Beispiel: Der Beitrag der Pflegekasse zur Rentenversicherung für eine Pflegeperson, die in den alten Bundesländern einen Schwerstpflegebedürftigen (Pflegestufe 3) betreut und dabei mehr als 28 Stunden pro Woche pflegt, beträgt:

Beitrag zur Rentenversicherung (1997) = 20,3 % x 3.416,00 DM = 693,45 DM monatlich.

Dadurch kann sich die zu erwartende Rente insbesondere bei Teilzeitbeschäftigten oder Geringverdienern um nicht geringe Beträge erhöhen. Dies wird an unserem Beispiel von eben deutlich: Bei der Pflege eines Pflegebedürftigen der Pflegestufe 3 mit einem wöchentlichen Pflegeaufwand von mehr als 28 Stunden in den alten Bundesländern wird von der Pflegekasse der gleiche Rentenbeitrag gezahlt wie von einem Arbeitnehmer (einschließlich des Arbeitgeber-Anteils) mit einem Brutto-Jahresverdienst von 40.992 DM.

Ebenso besonders wichtig für die Pflegepersonen: Diese Zeiten gelten als Pflichtbeitragszeiten und werden bei den Wartezeiten zum Erhalt einer Rente angerechnet. So können mit diesen Beitragszeiten Voraussetzungen zum Erhalt einer späteren Rente erfüllt werden. Dies ist von besonderer Bedeutung bei der Altersrente für Frauen, bei der Altersrente bei langen Zeiten von Arbeitslosigkeit im Erwerbsleben, bei der Rente wegen verminderter Erwerbsfähigkeit oder bei der Voraussetzung für medizinische Rehabilitationsleistungen.

Nicht rentenversichert sind Zivildienstleistende und Jugendliche, die im Rahmen des „Freiwilligen sozialen Jahres" Pflegetätigkeiten ausüben. Das gilt auch für Pflegepersonen, die nur vorübergehend (bis zu zwei Monaten) pflegen. Nicht in dem Sinne dieses Gesetzes rentenversichert sind zudem in ihrer hauptamtlichen Pflegetätigkeit Angestellte der Pflegekassen oder von ambulanten Pflegediensten. Ebenso rentenversicherungsfrei sind Personen, die bereits eine Altersrente oder Pension beziehen. Bei Beziehern von Teilrenten (vor dem 65. Lebensjahr) können jedoch Beiträge zur Rentenversicherung geleistet werden.

Pflegepersonen sind in der Rentenversicherung jedoch versicherungsfrei, wenn sie lediglich eine geringfügige, nicht erwerbsmäßige Pflegetätigkeit ausüben. Geringfügig heißt, daß die oben errechneten „fiktiven" beitragspflichtigen Einnahmen 1997 aus der Pflegetätigkeit monatlich 610 DM in den alten und 520 DM in den neuen Bundesländern nicht übersteigen. Das ist insbesondere dann der Fall, wenn sich mehrere Pflegepersonen die Pflege eines Pflegebedürftigen teilen.

Mehrere geringfügige Pflegetätigkeiten werden aber zusammengerechnet. Dann können Pflegepersonen in der Rentenversicherung versichert sein, wenn die Summe der beitragspflichtigen Einnahmen aus mehreren Pflegetätigkeiten die Geringfügigkeitsgrenze überschreitet. Ein Zusammenrechnen mit Einnahmen aus sonstigen geringfügigen Beschäftigungen (z.B. durch das Austragen von Zeitungen) ist aber nicht möglich. Wer die Voraussetzungen zur Rentenversicherung erfüllt, muß einen Antrag bei der Pflegekasse stellen. Die Rentenversicherungspflicht für die Pflegeperson beginnt an dem Tag, an dem der Pflegebedürftige Leistungen nach dem Pflegeversicherungsgesetz beantragt hat oder von dem Zeitpunkt an, in dem die Voraussetzungen der Versicherungspflicht der Pflegeperson vorliegen. Wird der Antrag später gestellt, beginnt die Versicherungspflicht frühestens mit dem Beginn des Monats der Antragstellung.

Die Rentenversicherungspflicht endet, wenn die Pflegetätigkeit sogar lediglich z.B. für einen Erholungsurlaub der Pflegeperson unterbrochen wird. Allerdings ist dann bei Wiederbeginn der Pflegetätigkeit kein neuer Antrag erforderlich. Frühere Pflegezeiten vor Einführung des Pflegeversicherungsgesetzes werden im übrigen nicht nachträglich in die oben beschriebenen Regelungen einbezogen, da es wohl kaum möglich ist, Pflegetätigkeiten der Vergangenheit festzustellen.

4.12.2 Die Unfallversicherung

Darüber hinaus erhalten die Pflegepersonen den Versicherungsschutz der gesetzlichen Unfallversicherung. Im Versicherungsfall erhalten sie die gleichen Leistungen wie die übrigen Unfallversicherten: Medizinische und berufsfördernde Leistungen, Verletztengeld oder Übergangsgeld, Renten bei dauerhaften Schäden oder Hinterbliebenenleistungen bei Tod durch Arbeitsunfall oder Berufskrankheit. Vom Versicherten selbst werden zur Unfallversicherung keine Beiträge erhoben.

Unfallversichert sind zudem Pflegepersonen, die bei einer Pflegekasse oder einem ambulanten Pflegedienst beschäftigt sind oder dort ein sogenanntes „Freiwilliges soziales Jahr" leisten. Hier besteht also ein Unterschied zur Rentenversicherung (siehe oben). Allerdings geht in diesen Fällen der gesetzliche Unfallversicherungsschutz als Arbeitnehmer vor.

In den Schutz der Unfallversicherung können auch Pflegepersonen kommen, die einen Pflegebedürftigen weniger als die oben erwähnten 14 Wochenstunden pflegen oder sogar nur bei bestimmten Verrichtungen (z.B. beim Transport eines Gehbehinderten) Hilfe leisten. Dieser Schutz besteht jedoch in der Regel nicht für nahe Verwandte oder Familienangehörige des Pflegebedürftigen. Zivildienstleistende sind unfallversicherungsfrei.

Wohnen der Pflegebedürftige und die Pflegeperson im selben Haushalt, besteht für die Pflegeperson Unfallversicherungsschutz in erster Linie bei den Verrichtungen der Pflegetätigkeit. Die Wege aus oder zur Wohnung sind nur dann versichert, wenn sie alleine mit dem Ziel der Verrichtung der Pflegetätigkeit zurückgelegt werden. Zum Beispiel ist dies der Fall, wenn die Pflegeperson früher aus dem Urlaub zurückkehren muß, weil die Ersatzpflegekraft unvorhergesehen ausfällt. Dann ist der Weg vom Urlaubsort in den eigenen Haushalt in den Unfallversicherungsschutz einbezogen. Wenn der Pflegebedürftige und die Pflegeperson nicht in demselben Haushalt leben, ist die Pflegeperson grundsätzlich auf und von den Wegen zur Wohnung des Pflegebedürftigen unfallversichert.

Die Unfallversicherung leistet bei Unfällen, die mit der Pflegebedürftigkeit zusammenhängen, bei Unfällen auf dem Weg zum oder vom Ort der Pflegetätigkeit oder bei Krankheiten, die durch gesundheitsschädigende Einwirkungen während der Pflegetätigkeit entstehen und als Berufskrankheit zählen. Dazu zählen beispielsweise Infektionskrankheiten oder Hauterkrankungen.

Voraussetzung für das Greifen der Unfallversicherung ist allerdings, daß die Pflegetätigkeit überwiegend dem Pflegebedürftigen zugute kommt. Das ist z.B. nicht der Fall, wenn ein Unfall bei der Nahrungszubereitung für die gesamte Familie - einschließlich des Pflegebedürftigen - passiert. Denn hier ist die Versorgung der Familie und nicht die Versorgung des Pflegebedürftigen ursächlich, auch wenn die Versorgung der gesamten Wohnungsgemeinschaft gleichzeitig dem Pflegebedürftigen nutzt. Wenn die Pflegeperson nach einem Unfall ärztliche Hilfe in Anspruch nimmt, sollte sie dem Arzt auf jeden Fall sagen, daß sie den Unfall bei der Pflege eines anerkannt Pflegebedürftigen erlitten hat. Der Unfall muß innerhalb von drei Tagen bei dem zuständigen Unfallversicherungsträger gemeldet werden; tödliche Unfälle sind von den Hinterbliebenen sofort anzuzeigen. Zuständige Versicherungsträger sind die Gemeindeunfallversicherungsverbände oder Eigenunfallversicherungen der Städte. Der Wohnsitz des Versicherten ist dafür entscheidend, welcher Träger zuständig ist.

4.12.3 Die Arbeitslosenversicherung

Normalerweise erhalten Arbeitslose Arbeitslosengeld oder Arbeitslosenhilfe nur dann, wenn sie dem Arbeitsmarkt uneingeschränkt zur Verfügung stehen. Das gilt ausdrücklich nicht für Pflegepersonen, die wegen der Pflege eines Pflegebedürftigen dem Arbeitsmarkt z.B. nur für eine Teilzeitbeschäftigung - also nicht uneingeschränkt - zur Verfügung stehen. Sie können dann die Leistungen nach dem Arbeitsförderungsgesetz weiter beziehen.

4.12.4 Hilfen bei der Rückkehr ins Berufsleben

Außerdem werden Pflegepersonen nach der Zeit einer nicht erwerbsmäßigen Pflege verbesserte Möglichkeiten zur Rückkehr ins Berufsleben eingeräumt. Da - wie oben erwähnt - hauptsächlich Frauen pflegen, sollen diesen zusätzliche Nachteile auf dem Arbeitsmarkt erspart werden. Sie erwerben

- ähnlich wie Berufsrückkehrer nach Zeiten der Kindererziehung - durch die Pflege einen Anspruch auf Unterhaltsgeld bei der Teilnahme an beruflichen Fortbildungsmaßnahmen nach dem Arbeitsförderungsgesetz.

4.12.5 Anmeldung ist Leistungsvoraussetzung

Voraussetzung für den Erhalt von Leistungen ist aber, daß die Pflegekassen die Pflegepersonen bei den zuständigen Versicherungsträgern anmelden. Aus datenschutzrechtlichen Gründen bekommt die Pflegeperson den Inhalt der Meldung schriftlich mitgeteilt. Diese besteht aus Name, Versicherungsnummer, Geburtsdatum, Staatsangehörigkeit, Anschrift und Angaben über Anfang, Umfang und gegebenenfalls Ende der Pflegetätigkeit.

4.13 Pflegekurse

Das Pflegeversicherungsgesetz schreibt vor (§ 45 SGB XI), daß die Pflegekassen unentgeltlich Schulungskurse im Bereich Pflege anbieten, und zwar für Angehörige und sonstige an einer ehrenamtlichen Pflegetätigkeit interessierten Personen. Also auch für Personen, die die oben genannten Voraussetzungen des Pflegeversicherungsgesetzes (nichterwerbsmäßige Pflege von wenigstens 14 Stunden wöchentlich) nicht erfüllen.

Diese Kurse sollen Fertigkeiten zur eigenständigen Durchführung der Pflege vermitteln und können auch in der häuslichen Umgebung des Pflegebedürftigen stattfinden. Die Pflegekasse kann diese Kurse selbst oder in Zusammenarbeit mit anderen Institutionen anbieten, also z.B. Volkshochschulen oder Verbänden der Freien Wohlfahrtspflege.

4.14 Häusliche Pflege

In diesem Kapitel beginnen die Ausführungen über die Leistungen der Pflegeversicherung für Pflegebedürftige. Wie bereits erwähnt, hat die häusliche Pflege Vorrang vor der stationären Pflege. Zu den Leistungen zur häuslichen Pflege im Pflegeversicherungsgesetz (§§ 36-40) gehören:

- Pflegesachleistungen,
- Pflegegeld für selbst beschaffte Pflegehilfen,
- Kombination von Geldleistung und Sachleistung,
- Häusliche Pflege bei Verhinderung der Pflegeperson,
- Pflegehilfsmittel und technische Hilfen.

4.14.1 Pflegesachleistungen

Der Begriff Pflegesachleistung im Pflegeversicherungsgesetz hat bei den Betroffenen immer wieder zu Mißverständnissen geführt. Unter Pflegesachleistung versteht der Gesetzgeber nämlich die Pflegehilfe durch geeignete Pflegekräfte, die die häusliche Pflege der Angehörigen unterstützen. Es geht also um Menschen, genauer um beruflich qualifizierte Pflegefachkräfte, die diese Sachleistung erbringen.

Voraussetzung zum Erhalt der Pflegesachleistung ist, daß diese geeigneten Pflegekräfte entweder bei der Pflegekasse oder bei ambulanten Pflegeeinrichtungen angestellt sind, mit denen die Pflegekasse einen Versorgungsvertrag abgeschlossen hat. Es können auch Einzelpersonen sein, wenn die Pflegekasse mit diesen einen entsprechenden Vertrag abgeschlossen hat. Dies ist möglich, wenn eine Versorgung durch einen zugelassenen Pflegedienst nicht gewährleistet werden kann (§ 77 SGB XI). Diese Regelung dient dazu, die Angebote der ambulanten Pflegedienste durch z.B. wohnortnahe Hilfen zu ergänzen. Wichtig in diesem Zusammenhang: Es darf sich bei diesen Einzelpersonen nicht um Verwandte oder Verschwägerte (bis zum dritten Verwandtschaftsgrad) des Pflegebedürftigen handeln oder um Personen, die mit dem Pflegebedürftigen in häuslicher Gemeinschaft leben. Außerdem dürfen die Pflegepersonen mit dem Pflegebedürftigen kein Beschäftigungsverhältnis eingehen. Ausnahmen: Das Beschäftigungsverhältnis hat bereits vor dem 1. Mai 1996 bestanden oder die vor diesem Stichtag erbrachten Pflegeleistungen sind von der zuständigen Pflegekasse aufgrund eines von ihr mit der Pflegeperson abgeschlossenen Vertrags vergütet worden.

Die Pflegesachleistungen umfassen die in Kapitel 4.8 beschriebenen Verrichtungen der Grundpflege und hauswirtschaftlichen Versorgung. Das Gesetz fordert jedoch keine Aufteilung der unten genannten Geldbeträge auf die Leistungen der Grundpflege oder der hauswirtschaftlichen Versorgung. Der Anspruch auf häusliche Pflegehilfe beträgt pro Kalendermonat:

- für Pflegebedürftige der Stufe 1 Pflegeeinsätze bis zu einem Gesamtwert von 750 DM,
- für Pflegebedürftige der Stufe 2 Pflegeeinsätze bis zu einem Gesamtwert von 1.800 DM,
- für Pflegebedürftige der Stufe 3 Pflegeeinsätze bis zu einem Gesamtwert von 2.800 DM, in besonderen Härtefällen weitere Pflegeeinsätze bis zu einem Gesamtwert von 3.750 DM.

Bei diesen zuletzt genannten besonderen Härtefällen sind im Gesetz sehr strenge Maßstäbe angelegt worden. So muß ein außergewöhnlich hoher Pflegeaufwand vorliegen, der das übliche Maß der Pflegestufe 3 weit übersteigt. Beispielsweise dann, wenn regelmäßig mehrfach auch nachts Hilfe geleistet werden muß. Die einzelne Pflegekasse darf diese Ausnahmeregelung aber bei nicht mehr als drei Prozent der Pflegebedürftigen der Pflegestufe 3, die häuslich gepflegt werden, anwenden. Damit wird die restriktive Anwendung dieser Ausnahmeregelung deutlich.

Der Medizinische Dienst der Krankenversicherung muß prüfen, ob ein außergewöhnlich hoher Pflegeaufwand vorliegt und dokumentiert dies in seinem Gutachten zur Feststellung der Pflegebedürftigkeit (siehe Kapitel 5). Das übliche Maß der pflegerischen Grundversorgung muß bei diesen Härtefällen qualitativ und quantitativ weit überschritten sein. Das ist nach den Richtlinien der Spitzenverbände der Pflegekassen zur Anwendung von Härtefallregelungen (in der Fassung vom 3. Juli 1996) der Fall, wenn

- die Grundpflege für den Pflegebedürftigen auch nachts nur von mehreren Pflegekräften gemeinsam - also zeitgleich - erbracht werden kann,

- Hilfen bei der Grundpflege mindestens sieben Stunden täglich, davon mindestens zwei Stunden in der Nacht, erforderlich sind. Zusätzlich muß ständige Hilfe bei der hauswirtschaftlichen Versorgung notwendig sein.

In den oben genannten Härtefall-Richtlinien sind folgende Krankheitsbilder genannt, bei denen ein außergewöhnlich hoher bzw. intensiver Pflegeaufwand vorliegen kann:

- Krebserkrankungen im Endstadium,

- AIDS-Erkrankungen im Endstadium,

- Hohe Querschnittslähmung und Tetraplegie (gleichzeitige Lähmung aller vier Gliedmaßen),

- Enzephalomyelitis disseminata (Hirn- und Rückenmarksentzündung) im Endstadium,

- Apallisches Syndrom (Funktionsstörungen bei einer Schädigung der Großhirnrinde),

- Schwere Ausprägung der Demenz (auf organische Hirnschädigungen beruhende Geistesschwäche),
- Schwere Fehlbildungssyndrome und Fehlbildungen im Säuglings- und Kleinkindalter,
- Schwerste neurologische Defektsyndrome nach Schädelhirnverletzungen,
- Endstadium der Mukoviszidose (Erbkrankheit mit Funktionsstörungen der sekretproduzierenden Drüsen).

Bei den Pflegesachleistungen geht der Gesetzgeber grundsätzlich davon aus, daß sie zur Deckung des Pflegebedarfs ausreichen. Ansonsten sollen sie durch familiäre, nachbarschaftliche oder ehrenamtliche Betreuung ergänzt werden.

Sollte gleichwohl ein höherer Pflegebedarf bestehen, muß ergänzend Sozialhilfe beantragt werden. Wichtig für pflegebedürftige Behinderte: Ihr Anspruch auf Leistungen (Eingliederungshilfe) nach dem BSHG (Bundessozialhilfegesetz) bleibt ungeschmälert erhalten.

4.14.2 Pflegegeld für selbst beschaffte Pflegehilfen

Anstelle der oben beschriebenen Pflegesachleistungen kann der Pflegebedürftige ein Pflegegeld beantragen. Mit diesem Pflegegeld muß der Pflegebedürftige selbst die für ihn erforderliche Grundpflege und hauswirtschaftliche Versorgung sicherstellen. Das Pflegegeld soll die Selbstbestimmung des Pflegebedürftigen stärken, da er damit seine häusliche Pflege selbst gestalten kann. Die Pflege kann im Gegensatz zu den Bestimmungen der Pflegesachleistungen (Kapitel 4.14.1) auch durch Angehörige oder ehrenamtliche Pflegepersonen erfolgen. Die Pflege durch erwerbsmäßige Pflegekräfte wird nach dem Gesetz nicht ausgeschlossen. Nur sollte man sich in diesem Fall überlegen, ob der Bezug von Pflegesachleistungen oder die Kombinationslösung (Kapitel 4.14.3) nicht günstiger sind.

Das Pflegegeld beträgt je Kalendermonat:

- 400 DM für Pflegebedürftige der Stufe 1,
- 800 DM für Pflegebedürftige der Stufe 2,
- 1.300 DM für Pflegebedürftige der Stufe 3.

Dieses Pflegegeld ist vom Gesetzgeber nicht als Entgelt für die Pflegeleistungen der Pflegepersonen gedacht, sondern soll eher einen Anreiz zur ehrenamtliche Pflege oder zur Pflege durch Angehörige bieten.

Pflegegeld kann auch gezahlt werden, wenn der Pflegebedürftige in einem Altenwohnheim, Altenheim oder einem Heim für Behinderte wohnt. Er muß also die Möglichkeit haben, seinen Haushalt selbst zu führen. Nicht ausgeschlossen ist, daß die Pflegeleistung von der Einrichtung selbst angeboten wird. Allerdings gelten die Voraussetzungen für Pflegegeld nicht für ein Pflegeheim, da es sich hierbei nicht mehr um häusliche Pflege handelt.

Pflegebedürftige, die sich für die Pflegegeldleistung entscheiden, müssen einmal halbjährlich (im Falle der Pflegestufen 1 und 2) bzw. einmal vierteljährlich (bei Pflegestufe 3) einen Pflegeeinsatz durch eine professionelle Pflegeeinrichtung nachweisen. Damit soll die Qualität der häuslichen Pflege sichergestellt werden. Durch Hilfestellung und Beratung sollen die Pflegepersonen außerdem entlastet werden. Die Kosten für diesen Pflegeeinsatz (bis zu 30 DM bei den Pflegestufen 1 und 2, bis zu 50 DM bei der Pflegestufe 3) muß der Pflegebedürftige selbst tragen. Der Pflegeeinsatz muß bei der Pflegekasse mit dem Einreichen der Rechnung nachgewiesen werden, da ansonsten das Pflegegeld gekürzt und im Wiederholungsfall sogar ganz gestrichen werden kann.

4.14.3 Kombination von Geldleistung und Sachleistung

Der Pflegebedürftige braucht sich nicht ausschließlich für die Pflegesachleistung oder für das Pflegegeld entscheiden. Er kann auch beide Leistungen kombinieren. Nimmt der Pflegebedürftige die Sachleistung nur teilweise in Anspruch, dann kann er ein anteiliges Pflegegeld erhalten. Das Pflegegeld wird dann entsprechend der erbrachten Sachleistung prozentual gekürzt.

Dazu ein Beispiel: Ein Pflegebedürftiger der Stufe 2 nimmt Pflegesachleistungen zu einem Gesamtwert von 1.200 DM in Anspruch. Das sind zwei Drittel des dort vorgeschriebenen Höchstbetrags von 1.800 DM. Vom Pflegegeld steht ihm also noch ein Drittel des dort festgesetzten Höchstbetrags von 800 DM zu - das sind 266,67 DM.

An die Entscheidung, in welchem Anteil der Pflegebedürftige Sach- und Geldleistung in Anspruch nehmen will, ist der Pflegebedürftige für die Dauer von sechs Monaten gebunden. Diese Frist gilt jedoch nicht,

- wenn eine wesentliche Änderung des Pflegebedarfs eintritt, der zum Zeitpunkt der Entscheidung nicht vorhersehbar war,
- wenn der Pflegebedürftige sich ausschließlich für die Pflegesachleistung oder für das Pflegegeld entscheidet,
- wenn Pflegesachleistung oder Pflegegeld neben der teilstationären Pflege bezogen wird.

4.14.4 Welche Lösung ist die beste?

Die Frage, für welche Lösung sich der Pflegebedürftige am besten entscheiden soll, hängt immer von den Umständen des Einzelfalls ab. Es kommt darauf an, inwieweit Pflegesachleistungen, also professionelle Pflege z.B. durch ambulante Dienste, zur

Sicherung der Pflege notwendig sind. Das ist wiederum davon abhängig, ob und in welchem Umfang Familienangehörige oder Ehrenamtliche zur häuslichen Pflege bereit sind und zur Verfügung stehen. Wird die professionelle Pflege nicht in vollem Umfang der gesetzlich festgelegten Geldbeträge benötigt, ist es sicher sinnvoll, im Rahmen der Kombinationslösung anteiliges Pflegegeld zu beziehen, das der Pflegebedürftige den pflegenden Familienangehörigen oder Ehrenamtlichen auszahlen kann.

Der Gesetzgeber hat mit der Kombinationslösung den Pflegebedürftigen eine gute Wahlmöglichkeit gegeben. Dies vor dem Hintergrund, daß die sechsmonatige Bindung an diese Entscheidung nicht gilt, wenn sich z.B. eine wesentliche Änderung der Pflegesituation ergibt.

Aus den Statistiken des Medizinischen Dienstes der Krankenversicherung (vgl. Kapitel 5.1) ergibt sich, daß rund 80 Prozent der Antragsteller die Geldleistung wählten, um in eigener Verantwortung ihren Pflegebedarf zu sichern. Für die Sachleistung bzw. die Kombinationslösung entschieden sich jeweils nur rund zehn Prozent. Insbesondere bei Pflegebedürftigen der Pflegestufe 3 wurde in erste Linie die professionelle Hilfe der Sachleistung gewählt.

4.14.5 Häusliche Pflege bei Verhinderung der Pflegeperson

Der Pflegebedürftige hat für die Dauer von bis zu vier Wochen je Kalenderjahr Anspruch auf eine Pflegevertretung, die von der Pflegekasse finanziert wird. Damit soll den Pflegepersonen die Möglichkeit gegeben werden, z.B. Urlaub zu nehmen, um sich von den Anstrengungen der Pflege zu erholen. Der Gesetzgeber will so verhindern, daß bei einem kurzfristigen Ausfall der Pflegeperson, auch z.B. durch eine Erkrankung, der Pflegebedürftige in die stationäre Pflege kommen muß. Der Anspruch muß nicht auf einmal geltend gemacht werden, es sind auch mehrere Unterbrechungen möglich. Die kürzeste Zeitspanne ist ein Tag.

Voraussetzung ist allerdings, daß die Pflegeperson den Pflegebedürftigen vor ihrer Verhinderung ein Jahr lang in der häuslichen Umgebung gepflegt hat. Danach ist es jedoch nicht notwendig, daß wiederum ein Jahr vor der nächsten Unterbrechung der Pflege gewartet werden muß.

Wird die sogenannte Ersatzpflege durch Angehörige oder Ehrenamtliche erbracht, dann ersetzt die Pflegekasse den Betrag des Pflegegeldes der jeweiligen Pflegestufe (siehe Kapitel 4.14.2). Bei professioneller Pflegehilfe wird ein Betrag von höchstens 2.800 DM im Kalenderjahr - dies gilt für alle drei Pflegestufen - erstattet, soweit er nachgewiesen werden kann. Erfolgt die Ersatzpflege in einem Heim, erstattet die Pflegekasse nur die pflegebedingten Aufwendungen, jedoch keine Kosten für Unterkunft und Verpflegung.

4.14.6 Pflegehilfsmittel und technische Hilfen

Pflegehilfsmittel sind zum Beispiel Bettunterlagen, Desinfektionsmittel oder Einmalhandschuhe, die zum Verbrauch bestimmt sind und in der Regel nur einmal benutzt werden können. Technische Hilfsmittel sind Pflegebetten, Hausnotrufanlagen, Hebegeräte oder Gehwagen.

Pflegebedürftige haben Anspruch auf die Versorgung mit diesen Hilfsmitteln, wenn sie zur Erleichterung der Pflege oder zur Linderung der Schmerzen des Pflegebedürftigen beitragen oder ihm eine selbständigere Lebensführung ermöglichen. Ein Beispiel: Kann der Pflegebedürftige durch die Nutzung einer Aufrichthilfe selbständig essen, wird ihm damit eine selbständigere Lebensführung ermöglicht. Der Anspruch des Pflegebedürftigen umfaßt neben der Erstausstattung auch die Änderung, Instandsetzung und Ersatzbeschaffung der Pflegehilfsmittel.

Diese werden von der Pflegekasse nur bis zu dem festgelegten Höchstbetrag von 60 Mark monatlich finanziert, soweit diese Hilfsmittel nicht wegen Krankheit oder Behinderung etwa von der Krankenversicherung bezahlt werden müssen. Die Pflegekasse überprüft die Notwendigkeit der Versorgung mit Hilfe einer Pflegefachkraft oder des Medizinischen Dienstes.

Außerdem ist im Gesetz eine Selbstbeteiligung der Pflegebedürftigen über 18 Jahren von 10 Prozent für das benötigte Hilfsmittel vorgesehen, aber bis zu höchstens 50 Mark pro Hilfsmittel. In Härtefällen kann im Falle der technischen Hilfsmittel auf diese Zuzahlung ganz oder teilweise verzichtet werden. Zur Bestimmung von Härtefällen gelten die gleichen gesetzlichen Bestimmungen wie bei der Krankenversicherung (§§ 61 und 62 SGB V). Eine unzumutbare Belastung des Pflegebedürftigen liegt beispielsweise vor, wenn seine monatlichen Bruttoeinnahmen 40 Prozent der Bezugsgröße (monatlich 4.270,00 DM für die alten Bundesländer und 3.640,00 DM für die neuen Bundesländer) nicht überschreiten. Für das Jahr 1997 liegt diese Grenze also bei monatlich 1.708 DM in den alten und 1.456 DM in den neuen Bundesländern. Bei den Pflegehilfsmitteln ist dagegen keine Härtefallregelung vorgesehen.

Da technische Hilfsmittel teuer sind, sollen sie von der Pflegekasse - soweit dies möglich ist - leihweise überlassen werden. Dann entfällt die Zuzahlung des Pflegebedürftigen. Lehnen die Betroffenen die leihweise Überlassung ab, müssen sie die Kosten in vollem Umfang selbst tragen. Die Gewährung der Hilfsmittel kann davon abhängig gemacht werden, daß die Pflegepersonen und die Pflegebedürftigen sich bereit erklären, sich bei der Bedienung der Hilfsmittel von fachkundigem Personal anleiten zu lassen.

4.14.7 Verbesserungen des individuellen Wohnumfeldes

Die Pflegekassen können darüber hinaus finanzielle Zuschüsse für Maßnahmen zur Verbesserung der individuellen Wohnsituation des Pflegebedürftigen leisten, wenn dadurch

- die häusliche Pflege überhaupt erst ermöglicht wird,
- die häusliche Pflege erheblich erleichtert und damit eine Überforderung der Leistungskraft des Pflegebedürftigen und der Pflegekraft verhindert wird,
- eine möglichst selbständige Lebensführung des Pflegebedürftigen wiederhergestellt, also die Abhängigkeit von der Pflegekraft verringert wird.

Geregelt ist diese Leistung im Paragraph 40 SGB XI und in den gemeinsamen Empfehlungen der Spitzenverbände der Pflegekassen zu den Maßnahmen zur Verbesserung des individuellen Wohnumfeldes des Pflegebedürftigen vom 10. Juli 1995. Bei dem Wohnumfeld muß es sich um den auf Dauer angelegten, unmittelbaren Lebensmittelpunkt des Pflegebedürftigen handeln. Dies kann seine Wohnung sein oder der Haushalt, in den er aufgenommen wird. Ausgeschlossen sind diese Leistungen daher, wenn der Pflegebedürftige in einem Alten- oder Pflegeheim lebt oder in einer Wohnung, die vom Vermieter gewerbsmäßig nur an Pflegebedürftige vermietet wird.

In der Regel gibt es die finanzielle Unterstützung der Pflegekassen nur für den bereits vorhandenen Wohnraum des Pflegebedürftigen. Ausnahmen:

- Zum Zeitpunkt der Herstellung des neuen Wohnraums steht fest, daß der Pflegebedürftige diesen nutzen wird und der Wohnraum auf die individuellen Anforderungen des Bewohners zugeschnitten wird;
- Der Pflegebedürftige kann in seinem bisherigen Wohnraum nicht verbleiben, weil nur in einem anderen Haushalt durch ständige Anwesenheit einer Pflegeperson die Pflege dort sichergestellt werden kann;

- Ein den Anforderungen gerechter Umbau des vorhandenen Wohnraums ist technisch nicht möglich oder unwirtschaftlich.

Der finanzielle Zuschuß zu den Maßnahmen zur Verbesserung des individuellen Wohnumfeldes beträgt höchstens 5.000 Mark pro Maßnahme. Dabei sind alle Maßnahmen, die zum Zeitpunkt der Zuschußgewährung erforderlich sind, als eine einzige Verbesserungsmaßnahme zu werten. Das ist für die Betroffenen von Nachteil, da dann für diese gesamten Maßnahmen maximal ein Zuschuß von 5.000 Mark gewährt wird.

Ein Beispiel dazu: Für einen auf den Rollstuhl angewiesenen Pflegebedürftigen ist der Einbau von fest installierten Rampen, die Verbreiterung der Türen und die Anpassung der Höhe von Einrichtungsgegenständen erforderlich. Alle diese Einzelmaßnahmen werden im Sinne der Empfehlung der Pflegekassen-Spitzenverbände als eine einzige Maßnahme bewertet. Ändert sich jedoch die Pflegesituation und werden zu einem späteren Zeitpunkt weitere Maßnahmen zur Verbesserung des Wohnumfeldes erforderlich, gelten diese als eigene Maßnahme mit einem weiteren möglichen Zuschuß von maximal 5.000 Mark. Kann in unserem Beispiel der Pflegebedürftige durch eine zusätzliche Einschränkung seiner Mobilität die vorhandene Badewanne nicht mehr benutzen, kann der Einbau einer bodengleichen Dusche erneut bezuschußt werden.

Folgende Kosten werden von den Pflegekassen anerkannt:

- Vorbereitungsverhandlungen (Gutachten über Baumaßnahmen - z.B. zur Statik -, Bauanträge, Bauüberwachung),

- Materialkosten (auch bei Ausführung durch Nichtfachkräfte),

- Arbeitslohn,

- Gebühren (z.B. für Genehmigungen).

Wurde die Maßnahme von Angehörigen des Pflegebedürftigen, Nachbarn oder Bekannten ausgeführt, berücksichtigt die Pflegekasse die tatsächlichen Aufwendungen wie z.B. Fahrkosten oder Verdienstausfall.

Bei den Maßnahmen zur Verbesserung des Wohnumfeldes geht es um technische Hilfen im Haushalt oder Umbauten, die mit wesentlichen Eingriffen in die Bausubstanz verbunden sind. Nach der Begutachtungsanleitung des Medizinischen Dienstes der Krankenversicherung (vgl. hierzu auch Kapitel 5) kommen dabei in Frage:

- Bad:
  Unterfahrbares Waschbecken, verstellbare Spiegel, behindertengerechte Toilette, individuelle Liftsysteme, rutschhemmende Bodenbeläge, Badewanneneinstiegshilfen (mit wesentlichen Eingriffen in die Bausubstanz), behindertengerechter Umbau von Dusche oder Badewanne;

- Türen:
  Verbreitern, Beseitigen von Türschwellen, Türgriffe tiefer setzen, Anbringen einer automatischen Türöffnung;

- Treppen:
  Wandlifter, fest installierte Rampen;

- Küche:
  Unterfahrbarkeit der Arbeitsplatte, Höhenverstellbarkeit der Schränke, Installation von Warmwassergeräten (wenn sonst kein fließend warmes Wasser vorhanden ist), bessere Erreichbarkeit der Wasseranschlüsse und Armaturen;

- Schlafzimmer:
  Schaffen eines freien Zugangs zum Bett, rutschhemmende Bodenbeläge, Installation von Lichtschaltern und Steckdosen, die vom Bett aus zu erreichen sind.

Auch im Treppenhaus oder Eingangsbereich können bauliche Maßnahmen finanziell bezuschußt werden.

Hier einige Beispiele:

- Umbauten des Fahrstuhls auf die Bedürfnisse eines Rollstuhlfahrers,

- Absenken des Briefkastens auf Greifhöhe bei Rollstuhlfahrern,

- Schaffung von ertastbaren Orientierungshilfen für Sehbehinderte,

- Umbauten der Treppe (Handläufe auf beiden Seiten, Stufenmarkierungen an den Vorderkanten, fest installierte Rampen und Treppenlifter),

- Umbauten von Türen (Vergrößerungen, Abbau von Türschwellen, Installation von Türen mit automatischen Türantrieb).

Ebenso ist die Bezuschussung von Umzugskosten möglich, z.B. bei einem Umzug von einem Obergeschoß in eine Parterrewohnung. Sind die Kosten pro Maßnahme höher als 5.000 Mark, wird der höhere Betrag bei der Feststellung des Eigenanteils des Pflegebedürftigen berücksichtigt.

Nicht zuschußfähig sind Modernisierungsmaßnahmen, die nicht in direktem Zusammenhang mit der Pflegebedürftigkeit stehen. Zum Beispiel zählt dazu die Ausstattung der Wohnung mit einem Telefon, einem Kühlschrank oder einer Waschmaschine. Genauso gilt das für den Austausch der Heizanlage oder die Beseitigung von Feuchtigkeitsschäden. Steht aber etwa der Austausch der Heizanlage in Zusammenhang mit der Pflegebedürftigkeit, um z.B. den Hilfebedarf bei der Beschaffung von Heizmaterial zu vermeiden, dann kann diese Maßnahme auch von den Pflegekassen finanziell gefördert werden.

Die Höhe des Zuschusses und damit auch des Eigenanteils des Pflegebedürftigen richtet sich nach den jeweiligen Kosten der Maßnahme sowie dem Einkommen des Pflegebedürftigen. Nach den Auslegungsempfehlungen der Spitzenverbände der Pflegekassen trägt der Pflegebedürftige als Eigenanteil zehn Prozent der Kosten der Maßnahme, aber nicht mehr als 50 Prozent seiner monatlichen Bruttoeinnahmen zum Lebensunterhalt.

Nicht angerechnet werden dabei die Einkommen weiterer Familienangehöriger im selben Haushalt.

Andererseits werden von den Bruttoeinnahmen des Pflegebedürftigen auch keine Abschläge etwa zur Unterstützung von Familienangehörigen vorgenommen.

Dazu einige Rechenbeispiele*:

Beispiel 1:

Kosten der Maßnahme	4.600 DM
Monatliche Bruttoeinnahmen des Pflegebedürftigen	1.400 DM
Eigenanteil des Pflegebedürftigen	460 DM
Zuschuß der Pflegekasse	4.140 DM

Die Höhe der monatlichen Bruttoeinnahmen des Pflegebedürftigen lassen zu, daß die zehn Prozent der Kosten der Maßnahme getragen werden müssen.

Beispiel 2:

Kosten der Maßnahme	4.600 DM
Monatliche Bruttoeinnahmen des Pflegebedürftigen	700 DM
Eigenanteil des Pflegebedürftigen	350 DM
Zuschuß der Pflegekasse	4.250 DM

In diesem Fall wird durch den Höchstbetrag von 50 Prozent der Bruttoeinnahmen des Pflegebedürftigen eine Grenze von

*Stand: Mai 1997

350 Mark gesetzt. Der Zuschuß der Pflegekasse erhöht sich entsprechend.

Beispiel 3:

Kosten der Maßnahme	6.000 DM
Monatliche Bruttoeinnahmen des Pflegebedürftigen	700 DM
Eigenanteil des Pflegebedürftigen	1.000 DM
Zuschuß der Pflegekasse	5.000 DM

Dem Zuschuß der Pflegekasse hat der Gesetzgeber pro Maßnahme eine Höchstgrenze von 5.000 Mark gesetzt.

Wenn eine bauliche Maßnahme mehreren Pflegebedürftigen dient, die das Wohnumfeld gemeinsam bewohnen, bleibt der Zuschuß auf maximal 5.000 Mark begrenzt. In diesem Fall werden aber zur Berechnung des Eigenanteils die Bruttoeinnahmen der Pflegebedürftigen nicht addiert, sondern es werden die jeweils niedrigsten Bruttoeinnahmen herangezogen. Ist es aber möglich, die Baumaßnahmen den einzelnen Pflegebedürftigen individuell zuzuordnen, kann der Zuschuß mehrfach gezahlt werden. Dann wird auch der Eigenanteil individuell berechnet.

Die Zuschüsse zu diesen Maßnahmen müssen von den Betroffenen vor Beginn der Maßnahme mit einem Kostenvoranschlag bei der Pflegekasse beantragt werden. Die Pflegekassen sind verpflichtet, hier individuell zu beraten (§ 7 (2) SGB XI). Dies vor dem Hintergrund des Wirtschaftlichkeitsgebotes und - auch im Interesse der Versichertengemeinschaft - der begrenzten Zuschußmöglichkeiten der Pflegekassen.

Der Medizinische Dienst hat in seinem Gutachten zur Pflegebedürftigkeit (vgl. Kapitel 5) auch Empfehlungen an die Pflegekasse über die Versorgung mit Pflegehilfsmitteln oder baulichen Maßnahmen zur Anpassung des Wohnumfeldes zu geben. Die Pflegekasse hat dann die Pflicht, den Pflegebedürftigen über die Maßnahmen und Zuschüsse zu beraten. Die

Empfehlung des Medizinischen Dienstes gilt als Antrag auf Leistungsgewährung, wenn der Pflegebedürftige nichts Gegenteiliges erklärt.

4.15 Das Problem der medizinischen Behandlungspflege

Ein grundsätzliches Problem ergibt sich in der Übernahme der Aufwendungen der medizinischen Behandlungspflege durch die Pflegekassen bei der Tages- und Nachtpflege (Kapitel 4.16), Kurzzeitpflege (Kapitel 4.17) und der vollstationären Pflege (Kapitel 4.18). Die Pflegekassen übernehmen dabei nicht nur die pflegebedingten Aufwendungen und die Aufwendungen der sozialen Betreuung, sondern auch die in der Einrichtung notwendigen Leistungen der medizinischen Behandlungspflege. Daß die Pflegekassen auch diese Kosten übernehmen, erstaunt auf den ersten Blick, ist dies doch normalerweise Sache der Krankenkassen. Der Gesetzgeber war sich hier wohl auch nicht ganz sicher und hat deshalb diese Leistung mit einer Frist bis zum 31. Dezember 1999 belegt. Danach soll durch Bundestag und Bundesrat geprüft werden, welches Sozialversicherungssystem in welchem Umfang diese Leistung ab dem Jahr 2000 trägt.

Die Übernahme auch der Kosten der medizinischen Behandlungspflege durch die Pflegekassen hört sich zunächst positiv an. Da aber die Leistungen der Pflegeversicherung durch Höchstbeträge „gedeckelt" sind, führt dies zu Lasten der Betroffenen dazu, daß der Höchstbetrag schneller erreicht ist und weniger Mittel z.B. für ausschließlich pflegebedingte Aufwendungen zur Verfügung stehen. Dies wiederum hat die Konsequenz, daß mehr Menschen mit allen damit verbundenen Nachteilen für sich und ihre Familie Sozialhilfe in Anspruch nehmen müssen. Auch der Bundesarbeitsminister Norbert Blüm gab in einer Rede am 23. Mai 1996 vor dem Bundestag zu: „Mit der Verabredung, die Zuordnung der Behandlungspflege in drei Jahren noch einmal überprüfen zu wollen, wird zugestanden, daß wir es mit einer sachlich problematischen Zuordnung zu tun haben. Die Entscheidung für die Pflegeversicherung bleibt falsch. Aber sie wird nach drei Jahren Praxis vermutlich allein aufgrund von Sachzwängen nur noch schwer zu korrigieren sein."

4.16 Tages- und Nachtpflege

Wenn die häusliche Pflege nicht in ausreichendem Maß sichergestellt werden kann, hat der Pflegebedürftige Anspruch auf teilstationäre Pflege in Einrichtungen der Tages- und Nachtpflege. Dies kann etwa bei einer kurzfristigen Verschlimmerung der Pflegebedürftigkeit notwendig werden. Oder, wenn die Pflegeperson entlastet werden soll, um etwa die notwendige ständige Beaufsichtigung des Pflegebedürftigen für einige Stunden am Tag sicherzustellen. Die teilstationäre Pflege umfaßt auch die notwendige Fahrt des Pflegebedürftigen von der Wohnung zur Einrichtung und zurück. Können diese Fahrten von den Angehörigen des Pflegebedürftigen nicht durchgeführt werden, muß die teilstationäre Einrichtung die Beförderung des Pflegebedürftigen organisieren.

Die Leistungen der Pflegekassen sind wiederum gestaffelt nach den Pflegestufen. Pflegebedürftige der Pflegestufe 1 können bis zu 750 Mark, die der Pflegestufe 2 bis zu 1.500 Mark und die der Pflegestufe 3 bis zu 2.100 Mark erhalten. Dabei schließen sich Pflegesachleistungen und die Leistungen nach der teilstationären Pflege nicht aus. Sie können parallel in Anspruch genommen werden, wenn die Kosten die in der jeweiligen Pflegestufe vorgesehenen Höchstwerte der Pflegesachleistungen (siehe Kapitel 4.14.1) nicht übersteigen. Diese Werte liegen in den Pflegestufen 2 und 3 höher als die Höchstwerte der teilstationären Pflege, nämlich bei 1.800 Mark (Stufe 2) und bei 2.800 Mark (Stufe 3). Es ist auch möglich, dann noch anteiliges Pflegegeld (siehe Kombinationslösung in Kapitel 4.14.3) zu beziehen, wenn die Höchstwerte der Pflegesachleistungen noch nicht ausgeschöpft sind.

4.17 Kurzzeitpflege

Unter Kurzzeitpflege versteht man die Pflege in einer vollstationären Einrichtung

- für eine Übergangszeit im Anschluß an einen stationären Aufenthalt des Pflegebedürftigen in einem Krankenhaus oder in einer Rehabilitationseinrichtung,

- in sonstigen Krisensituationen, in denen vorübergehend häusliche oder teilstationäre Pflege nicht möglich oder ausreichend ist.

Die häusliche oder teilstationäre Pflege ist zum Beispiel nicht möglich, wenn die Pflegeperson krank oder sonst verhindert ist, sich die Pflegebedürftigkeit verschlimmert hat oder die für die häusliche Pflege erforderlichen Umbaumaßnahmen zur Verbesserung des individuellen Wohnumfeldes noch nicht durchgeführt sind. Die Kurzzeitpflege soll auf aktivierende Pflege ausgerichtet sein, der Pflegebedürftige soll also aktiv an den Verrichtungen des täglichen Lebens teilnehmen. Die Absicht des Gesetzgebers auch hier: Eine dauerhafte vollstationäre Unterbringung soll - soweit es möglich ist - vermieden werden.

Der Anspruch auf Kurzzeitpflege ist auf vier Wochen pro Kalenderjahr begrenzt. Die Kurzzeitpflege muß aber nicht zusammenhängend in einem Stück in Anspruch genommen werden, sie kann in Tage aufgeteilt werden. Voraussetzung für die Leistungen der Kurzzeitpflege ist, daß die Pflegeperson den Pflegebedürftigen vorher mindestens zwölf Monate in seiner häuslichen Umgebung gepflegt hat. Das heißt aber nicht, daß die Pflege ununterbrochen geleistet werden mußte, kurzzeitige Unterbrechungen bis zu vier Wochen sind für die Erfüllung dieser Wartezeit unerheblich. Hat die Unterbrechung länger als vier Wochen gedauert, verlängert sich die Frist um denselben Zeitraum.

Die Pflegekasse übernimmt die pflegebedingten Aufwendungen, die Aufwendungen der sozialen Betreuung und der notwendigen Leistungen der medizinischen Behandlungspflege bis zu 2.800 Mark pro Kalenderjahr. Bei Empfängern von Pflegegeld (vgl. Kapitel 4.14.2) treten an die Stelle des Pflegegeldes die Leistungen der Kurzzeitpflege. Für den Aufnahme- und Entlassungstag wird noch Pflegegeld bezahlt.

4.18 Vollstationäre Pflege

Der Gesetzgeber bringt im ersten Absatz des Paragraphen 43 des SGB XI den Sachverhalt auf den Punkt: „Pflegebedürftige haben Anspruch auf Pflege in vollstationären Einrichtungen, wenn häusliche oder teilstationäre Pflege nicht möglich ist oder wegen der Besonderheit des einzelnen Falles nicht in Betracht kommt." Häusliche oder teilstationäre Pflege kommt zum Beispiel dann nicht in Betracht, wenn keine Pflegepersonen zu dieser Pflege bereit sind. Nach den Pflegebedürftigkeits-Richtlinien der Spitzenverbände der Pflegekassen kann vollstationäre Pflege erforderlich sein bei:

- Fehlen einer Pflegeperson,
- fehlender Pflegebereitschaft möglicher Pflegepersonen,
- drohender oder bereits eingetretener Überforderung der Pflegepersonen,
- drohender oder bereits eingetretener Verwahrlosung des Pflegebedürftigen,
- Eigen- und Fremdgefährdungstendenzen des Pflegebedürftigen,
- räumlichen Gegebenheiten im häuslichen Bereich, die keine Pflege ermöglichen, und auch durch Maßnahmen zur Ver-

besserung des individuellen Wohnumfeldes (vgl. Kapitel 4.14.7) nicht verbessert werden können.

Die Pflegekasse übernimmt - wie in Kapitel 4.15 beschrieben - die pflegebedingten Aufwendungen, die Aufwendungen der sozialen Betreuung und der notwendigen Leistungen der medizinischen Behandlungspflege. Vom 1. Januar 1998 an erhalten Pflegebedürftige bei vollstationärer Pflege keine festen monatlichen Pauschalbeträge mehr, die für 1997 noch gelten:

Pflegestufe 1: 2.000,– DM,
Pflegestufe 2: 2.500,– DM,
Pflegestufe 3: 2.800,– DM.

Ab 1998 soll die konkrete Höhe der Vergütung entscheidend sein, die von der Pflegekasse mit der einzelnen Pflegeeinrichtung vereinbart worden ist. Einige Fachleute bezweifeln, ob dies bis zum Jahreswechsel 1997/98 wirklich geschafft werden kann. Die Pflegekasse übernimmt Aufwendungen bis zu einem Gesamtbetrag von 2.800 Mark monatlich. Dabei dürfen die jährlichen Ausgaben der Pflegekasse für die bei ihr versicherten stationär Pflegebedürftigen einen Durchschnitt von 30.000 Mark nicht übersteigen.

Da sich dieser Durchschnittsbetrag jedoch auf alle vollstationär untergebrachten versicherten Pflegebedürftigen der Pflegekasse bezieht und nicht alle Pflegeheimbewohner der Pflegestufe 3 zugeordnet werden, ist diese Grenze von geringer Bedeutung. Dies gilt nach Meinung der Experten auch für die geplante Neuregelung ab dem 1. Januar 1998. Die Pflegekasse muß zum 1. Januar und zum 1. Juli überprüfen, ob dieser Durchschnittsbetrag von 2.500 Mark monatlich eingehalten ist. Um komplizierte Rückrechnungen zu vermeiden, werden aber kurzfristige Überschreitungen des Durchschnittsbetrags hingenommen. Die Leistungsbescheide der Pflegekassen sollen aber höchstens für die Dauer von sechs Monaten getroffen werden.

Auch die Kosten der sozialen Betreuung der Pflegebedürftigen übernehmen die Pflegekassen. Denn schließlich hat der Pflegebedürftige im Pflegeheim einen neuen Lebensmittelpunkt gefunden. Trotz ihres Hilfebedarfs sollen die Pflegebedürftigen ein weitgehend selbständiges Leben führen. Dies ist nur mit einer gewissen Lebensqualität möglich. Deshalb kommt der sozialen Betreuung im Heim eine zentrale Bedeutung zu.

Die Aufwendungen für Unterkunft und Verpflegung sowie für Zusatzleistungen muß der Pflegebedürftige selbst tragen, da sie ja auch bei der häuslichen Pflege angefallen wären und daher nicht von der Pflegekasse übernommen werden. Zu diesen Zusatzleistungen zählen insbesondere auch spezielle Komfortleistungen bei Unterkunft und Verpflegung oder zusätzliche pflegerische Leistungen.

Zur Vermeidung von Härten kann die Pflegekasse in besonderen Ausnahmefällen die Aufwendungen bis zu dem Gesamtbetrag von 3.300 Mark monatlich übernehmen. Ähnlich wie bei den Regelungen der Pflegesachleistungen werden hier sehr strenge Maßstäbe angelegt. So muß auch hier ein außergewöhnlich hoher Pflegeaufwand vorliegen, der das übliche Maß der Pflegestufe 3 weit übersteigt. Beispielsweise nennt das Gesetz (§ 43 SGB XI) hier Fälle von Apallikern (Patienten mit Funktionsstörungen bei einer Schädigung der Großhirnrinde, die sich zum Beispiel im Fehlen gerichteter Aufmerksamkeit äußert), schwerer Demenz (vgl. Kapitel 6.2.1) oder Krebskranke im Endstadium. Es gelten auch hier die Härtefall-Richtlinien der Spitzenverbände der Pflegekassen, die in Kapitel 4.14.1 ausführlich behandelt werden. Auch bei der vollstationären Pflege gibt es eine prozentuale Höchstgrenze; hier sind es fünf Prozent (statt drei Prozent wie bei den Pflegesachleistungen). Das heißt: Die einzelne Pflegekasse darf diese Ausnahmeregelung bei nicht mehr als fünf Prozent der Pflegebedürftigen der Pflegestufe 3 anwenden.

Wählen Pflegebedürftige die vollstationäre Pflege, obwohl

diese nach Feststellung der Pflegekasse nicht erforderlich ist, erhalten sie nur einen Zuschuß in Höhe der festgelegten Beträge der Pflegestufen der Pflegesachleistungen bei häuslicher Pflege.

4.19 Pflege von Kindern

Zu den Besonderheiten bei der Pflege von Kindern heißt es im Pflegeversicherungsgesetz (§ 15 (2) SGB XI), daß bei Kindern für die Zuordnung in die Pflegestufen der zusätzliche Hilfebedarf gegenüber einem gesunden, gleichaltrigen Kind entscheidend ist. Bei einem Säugling oder Kleinkind ist nicht der natürliche, altersbedingte Hilfeaufwand entscheidend, sondern lediglich der darüber hinausgehende Hilfebedarf bei der Ernährung und Körperpflege (vgl. Kapitel 5.2.2.5). Dies ist z.B. nach Operationen der Fall oder bei angeborenen Erkrankungen. Im ersten Lebensjahr muß die Pflegebedürftigkeit besonders begründet werden. Bei älteren Kindern wird auch der Hilfebedarf zur Mobilität geprüft.

4.20 Private Pflegeversicherung

Privat Krankenversicherte - privat Zusatzversicherte sind hier nicht gemeint - müssen sich ebenfalls privat pflegeversichern. Sie müssen dies jedoch nicht unbedingt bei ihrem privaten Krankenversicherer tun. Aus EG-rechtlichen Gründen können sie auch ein anderes privates Krankenversicherungsunternehmen wählen. Einzige Bedingung des Gesetzgebers: Die private Pflegeversicherung muß der gesetzlichen mindestens gleichwertig sein. Der Vertrag muß auch für die Familien-Mitversicherten abgeschlossen werden. Das gilt auch für die dem Beamtenrecht unterliegenden beihilfeberechtigten Versicherten.

Im Prinzip gelten hier die gleichen gesetzlichen Grundlagen wie bei der sozialen Pflegeversicherung. Um die Gleichwertigkeit der Leistungen zwischen gesetzlicher und privater Pflegeversicherung sicherzustellen, werden bei beiden Versicherungsarten die gleichen Regelungen zur Leistungsvoraussetzung angewandt. Dazu zählen z.B. auch die Leistungen zur sozialen Sicherung der Pflegepersonen, die in Kapitel 4.12 ausführlich beschrieben sind. Die privaten Versicherer dürfen außerdem keinen zur Pflegeversicherung Verpflichteten abweisen („Kontrahierungszwang").

Anders als die gesetzliche Pflegeversicherung gewährt die Privatversicherung grundsätzlich Geldleistungen und keine Sachleistungen. Die private Pflegeversicherung erstattet die Kosten für Sachleistungen, die die gesetzliche Pflegeversicherung in dem entsprechenden Fall erstattet hätte.

Die Beitragshöhe der privaten Pflegeversicherung darf die Beiträge der sozialen Pflegeversicherung nach dem Willen des Gesetzgebers nicht überschreiten. Zudem müssen Rückstellungen gebildet werden. Dies soll vermeiden, daß insbesondere Versicherte mit zunehmenden Alter - analog zur privaten Krankenversicherung - immer höhere Beiträge zahlen müssen. Darüber hinaus muß das private Versicherungsunternehmen Vorversicherungszeiten der sozialen Pflegeversicherung auf die im privaten Versicherungsvertrag vorgesehenen Wartezeiten anerkennen. Umgekehrt muß die gesetzliche Pflegeversicherung Vorversicherungszeiten der privaten Pflegeversicherung anerkennen, wenn Versicherungspflicht in der sozialen Pflegeversicherung eintritt.

Dies gilt zum Beispiel für Selbständige, die ihre selbständige Tätigkeit aufgeben und eine abhängige versicherungspflichtige Beschäftigung beginnen. Tritt die Versicherungspflicht in der sozialen Pflegeversicherung ein, dürfen privat Pflegeversicherte ihren privaten Versicherungsvertrag vorzeitig kündigen. Die Kündigung ist nach § 27 SGB XI mit Wirkung des Eintritts der Versicherungspflicht möglich, kann aber auch rückwirkend vorgenommen werden. Dieses Kündigungsrecht gilt analog auch für mitversicherte Familienangehörige.

5 Wie wird Pflegebedürftigkeit ermittelt?

Der Medizinische Dienst der Krankenversicherung (MDK) spielt eine entscheidende Rolle bei der Feststellung der Voraussetzungen der Pflegebedürftigkeit und in welche Pflegestufe der Pflegebedürftige eingruppiert wird. Äußerungen aus dem Bundesarbeitsministerium wie „Der MDK ist der Schlüssel zum Pflegeversicherungsgesetz." (zitiert nach der Begutachtungsanleitung „Pflegebedürftigkeit gemäß SGB XI" des MDK) machen dies deutlich. Aus diesem Grund soll der MDK in diesem Kapitel näher vorgestellt werden.

Der MDK ist jedoch nur zuständig für die Versicherten der gesetzlichen Pflegeversicherung, nicht für die privat Pflegeversicherten. In Kapitel 5.1.3 wird auf diese Besonderheit eingegangen.

5.1 Der Medizinische Dienst der Krankenversicherung

5.1.1 Was ist der Medizinische Dienst?

Im Gesundheitsreformgesetz (GRG) von 1988 wurde der MDK als Nachfolgeinstitution des bei den Landesversicherungsanstalten (das sind die Träger der Rentenversicherung der Arbeiter) errichteten vertrauensärztlichen Dienstes gebildet. Der MDK ist als Körperschaft des öffentlichen Rechts organisatorisch unabhängig - auch von der Krankenversicherung. Die bei dem MDK angestellten Ärzte und Zahnärzte sind daher ausdrücklich nicht an Anweisungen der Krankenkassen bzw. Pflegekassen gebunden. Der MDK hat eine Beratungsfunktion und begutachtet im Auftrag der Gesetzlichen Krankenversicherung. Die Fachaufgaben des MDK werden nach § 279 SGB V (5) von Ärzten und Angehörigen anderer Heilberufe wahrgenommen; der MDK hat vorrangig Gutachter zu beauftragen.

Vor Einführung der Pflegeversicherung lagen die Hauptaufgaben des MDK in der Prüfung und Begutachtung von Maßnahmen zur Rehabilitation oder zur Beseitigung von Zweifeln an der Arbeitsunfähigkeit. Begutachtet wurden z.B. auch die medizinischen Voraussetzungen zur Durchführung kieferorthopädischer Behandlungen, die Bewilligung von Hilfsmitteln oder die Notwendigkeit und Wirtschaftlichkeit der Form der Dialysebehandlung im Einzelfall. Zuständig ist der MDK außerdem als Berater der Krankenkassen für medizinische Fragen der gesundheitlichen Versorgung und Beratung der Versicherten, für Fragen der Qualitätssicherung, für Vertragsverhandlungen mit den Leistungserbringern (das sind im Gesundheitswesen z.B. die Ärzte und Krankenhäuser) und für Beratungen der gemeinsamen Ausschüsse von Ärzten und Krankenkassen.

Die Finanzierung der Aufgaben des MDK wird über eine Umlage von den Mitgliedern des MDK übernommen - das sind die Krankenkassen bzw. Pflegekassen. Die finanziellen Mittel sind im Verhältnis zur Mitgliederzahl der Krankenkassen im jeweiligen Bundesland aufzuteilen. Die Pflegekassen tragen die Hälfte der Umlage. Der MDK untersteht der Aufsicht der für die Sozialversicherung zuständigen obersten Verwaltungsbehörde des jeweiligen Bundeslandes. Das sind die auch für die Kranken- und Pflegekassen zuständigen Landesministerien. Der Medizinische Dienst der Spitzenverbände der Krankenversicherung hat seinen Sitz in Essen.

5.1.2 Die Aufgaben des MDK nach dem Pflegeversicherungsgesetz

Mit dem Pflegeversicherungsgesetz wurden die bisherigen Aufgaben des MDK stark erweitert. Der MDK stellt nicht mehr nur eine gesundheitliche Situation fest und ordnet sie in das Leistungsrecht ein. Vielmehr empfiehlt der MDK auch notwendige und mögliche Maßnahmen zur Verbesserung der Situation der Betroffenen, hier der Pflegebedürftigen. Zu dem im Pflegeversicherungsgesetz definierten Begriff der Pflegebedürftigkeit verweisen wir an dieser Stelle auf das Kapitel 4.8. Doch nun zu den Aufgaben im Überblick:

- Eine der zentralen Aufgaben des MDK ist die Feststellung der Pflegebedürftigkeit und ihrer Abstufung bei einem Hausbesuch und Untersuchung in der Wohnsituation des Pflegebedürftigen.

- Der MDK prüft den ursächlichen Zusammenhang des vorliegenden Hilfebedarfs mit einer Krankheit oder Behinderung.

- Ebenso wird vom MDK der Hilfebedarf des Pflegebedürftigen aufgrund von Störungen in der Fähigkeit zur Ausführung der im Gesetz genannten Verrichtungen des täglichen Lebens geprüft.

- Der MDK kann Möglichkeiten der Rehabilitation zur Minderung oder Beseitigung der Pflegebedürftigkeit aufzeigen.

- Zur Verhütung des Eintritts oder zur Verschlimmerung von Pflegebedürftigkeit kann der MDK Möglichkeiten der Prävention (Vorsorge) aufzeigen.

- Der MDK erstellt einen individuellen Pflegeplan einschließlich des Bedarfs an Pflegehilfsmitteln und technischen Hilfen.

- Der MDK prognostiziert die Pflegebedürftigkeit und wiederholt die Untersuchung gegebenenfalls.

- Darüber hinaus soll der MDK bei dem Aufbau einer regional leistungsfähigen pflegerischen Infrastruktur und bei der Qualitätssicherung der Pflege mitwirken.

5.1.3 Besonderheiten bei privat Pflegeversicherten

Für die Feststellung des Vorliegens von Pflegebedürftigkeit und die Zuordnung zu einer Pflegestufe werden bei privat Pflegeversicherten die gleichen Maßstäbe wie bei gesetzlich Versicherten angelegt. Daher basiert das von der Privaten Krankenversicherung bzw. Pflegeversicherung veranlaßte Gutachten ebenfalls auf den Pflegebedürftigkeits-Richtlinien der Spitzenverbände der Pflegekassen vom 7. November 1994, geändert durch Beschluß vom 21. Dezember 1995. Da hier die gleichen Maßstäbe bei der Begutachtung der Pflegebedürftigkeit angelegt werden, ist eine Neubegutachtung bei einem Wechsel von der privaten in die gesetzliche Pflegeversicherung (oder umgekehrt) nicht notwendig.

Zuständig für die Begutachtung ist jedoch nicht der MDK, sondern die Gesellschaft für medizinische Gutachten MEDICPROOF (Köln). Alleiniger Gesellschafter von MEDICPROOF ist der Verband der Privaten Krankenversicherer. Diese Gesellschaft arbeitet bundesweit mit etwa 1.000 Ärzten zusammen und erfüllt die gleichen Aufgaben wie der MDK bei den gesetzlich Pflegeversicherten.

5.2 Das Verfahren zur Feststellung der Pflegebedürftigkeit

5.2.1 Allgemeine Regelungen

Das Verfahren zur Feststellung der Pflegebedürftigkeit ist in § 18 SGB XI und in den oben genannten Pflegebedürftigkeits-Richtlinien der Spitzenverbände der Pflegekassen festgelegt. Um entsprechende Leistungen nach dem Pflegeversicherungsgesetz zu erhalten, kann der Pflegebedürftige einen Antrag direkt bei seiner Pflegekasse stellen. Der behandelnde Arzt muß die Pflegebedürftigkeit also nicht bescheinigen. Die Pflegekassen müssen sogar ohne Antrag des Pflegebedürftigen tätig werden, wenn sie von dritter Seite erfahren, daß Pflegebedürftigkeit eingetreten ist.

Die Pflegekasse übergibt dann den Antrag und weitere Unterlagen zu Vorerkrankungen, Krankenhausaufenthalten, Hilfsmittelversorgung, Unterlagen zur häuslichen Krankenpflege oder zum behandelnden Arzt dem MDK zur Prüfung. Die Pflegekassen sind gesetzlich dazu verpflichtet, dem MDK die für die Begutachtung erforderlichen Unterlagen vorzulegen und Auskünfte zu erteilen.

Der Pflegebedürftige ist keineswegs verpflichtet, seine Einwilligung dafür zu geben, daß der MDK Auskünfte bei den behandelnden Ärzten oder Pflegepersonen über ihn einholt. Diese Einwilligung bedarf im übrigen der schriftlichen Form. Es ist aber so, daß der Leistungsberechtigte nach dem ersten Buch des Sozialgesetzbuches (§§ 60 ff. SGB I) eine Mitwirkungspflicht hat. Wird dieser Pflicht nicht nachgekommen, können die Leistungen versagt oder entzogen werden. In der Regel werden die behandelnden Ärzte mit einbezogen, insbesondere zu Auskünften über die der Pflegebedürftigkeit zugrunde liegenden Erkrankungen und bisherigen Behandlungen. Dies ist auch deswegen sinnvoll, um überflüssige Doppeluntersuchungen des Pflegebedürftigen zu vermeiden.

Der MDK muß den Pflegebedürftigen in seinem Wohnbereich untersuchen. Auch hierzu muß der Betroffene sein Einverständnis geben. Allerdings können auch hier bei Ablehnung des Hausbesuchs die beantragten Leistungen verweigert werden. Wird zum Beispiel die Feststellung einer höheren Pflegestufe beantragt, und ein Hausbesuch des MDK wird verweigert, dann kann wegen dieser Verweigerung die beantragte Höherstufung abgelehnt werden. Die Leistungen für die anerkannte niedrigere Pflegestufe bleiben davon unberührt. Die Untersuchung im Wohnbereich des Pflegebedürftigen kann nur ausnahmsweise unterbleiben, wenn aufgrund einer eindeutigen Aktenlage das Ergebnis der medizinischen Untersuchung bereits feststeht. Dies ist z.B. bei schwer krebskranken Menschen der Fall. Die Untersuchung in der häuslichen Umgebung des Pflegebedürftigen ist allerdings sinnvoll, da der MDK neben den medizinischen Aspekten auch die häusliche Pflegesituation zu begutachten hat, wenn es etwa um Maßnahmen zur Verbesserung des Wohnumfeldes geht (vgl. Kapitel 4.14.7).

Die Begutachtung durch den MDK ist in angemessenen Zeitabständen zu wiederholen. Diese Abstände richten sich nach dem Befund und der Prognose des MDK über die weitere Entwicklung der Pflegebedürftigkeit. Für die Begutachtung der Pflegebedürftigkeit im häuslichen und stationären Bereich gelten im übrigen die gleichen Vorschriften.

Um es aber deutlich zu machen: Die Entscheidung über das Vorliegen von Pflegebedürftigkeit und die Zuordnung der Pflegestufe trifft die Pflegekasse und nicht der MDK. Die Pflegekasse entscheidet auch über die zu erbringenden Leistungen. Der MDK begutachtet jedoch alle damit zusammenhängenden Fragen. In diesem Zusammenhang stellt der MDK auch fest, welche Maßnahmen der medizinischen Rehabilitation geeignet sind, um zu einer Verbesserung der Pflegesituation beizutragen. Möglicherweise haben die Pflegebedürftigen einen zusätzlichen Leistungsanspruch gegenüber der Krankenkasse oder dem Rentenversicherungsträger. Es ist deshalb die Aufgabe der Gutachter des MDK, sich ein umfassendes Bild von der tatsächlichen Versorgungssituation des Pflegebedürftigen in seinem Wohnbereich einschließlich des sozialen Umfeldes zu machen.

Nach den oben genannten Pflegebedürftigkeits-Richtlinien sind die Begutachtungen durch geschulte und qualifizierte Gutachter durchzuführen. Der MDK kann auch Ärzte, Pflegefachkräfte und andere Fachkräfte als externe Gutachter beauftragen. Dies werden vorrangig Mitarbeiter anderer Gutachterdienste, insbesondere des öffentlichen Gesundheitswesens oder der Sozialhilfeträger sein. Nur in Ausnahmefällen können niedergelassene Ärzte oder Pflegefachkräfte von Sozialstationen oder gewerblichen Pflegediensten beauftragt werden. Nur ausnahmsweise, um mögliche Interessenkollisionen zu vermeiden. Die Verantwortung für die Begutachtung trägt aber auf jeden Fall der MDK selbst.

5.2.2 Das Gutachten

Auf der Grundlage der eingeholten Informationen von der Pflegekasse bzw. dem behandelnden Arzt und des zu erwartenden Schwerpunkts der Begutachtung legt der MDK fest, ob der Hausbesuch durch eigene Mitarbeiter oder sonstige Fachkräfte erfolgt. In der Regel wird der Hausbesuch von einem Mitarbeiter durchgeführt.

Der Hausbesuch wird grundsätzlich angekündigt. Dies ist deshalb von Bedeutung, damit der Pflegebedürftige und die Pflegeperson beim Hausbesuch zugegen sind und alle ärztlichen Unterlagen, verschriebene Medikamente und sonstige für das Gutachten wichtige Unterlagen bereitgelegt werden können. Befindet sich der Pflegebedürftige im Krankenhaus oder in einer Pflegeeinrichtung, kann der MDK bereits dort untersuchen; die Prüfung der häuslichen Umgebung muß dann später erfolgen.

Der Gutachter muß in seinem Gutachten auch prüfen, ob seine Ausführungen und Ergebnisse plausibel sind. Untersuchungstag und Uhrzeit sind wichtig, um mögliche Tagesschwankungen des Pflegebedürftigen zu erfassen.

Das Gutachten des MDK gliedert sich in drei Hauptabschnitte:

- Erhebung der aktuellen Versorgungssituation einschließlich der Vorgeschichte,

- Gutachterliche Wertung der Befunde und aller sonstigen Informationen,

- Vorschläge zur Gestaltung der erforderlichen Leistungen und zum Termin der Wiederholungsuntersuchung.

Die Reihenfolge und die Benennung der nächsten Abschnitte entspricht der des Gutachtens durch den MDK.

5.2.2.1 Aktuelle Versorgungssituation

In der Regel ist der Pflegebedürftige der Antragsteller auf Leistungen nach dem Pflegeversicherungsgesetz. Da die Pflegebedürftigkeit vom MDK geprüft werden soll, ist im folgenden nicht vom Pflegebedürftigen, sondern vom Antragsteller die Rede - analog zur Begutachtungsanleitung „Pflegebedürftigkeit gemäß SGB XI" des Medizinischen Dienstes der Krankenversicherung, auf der die nachfolgenden Ausführungen beruhen.

Zunächst möchte der Gutachter in einem Gespräch sowohl mit dem Antragsteller als auch mit der Pflegeperson den Hilfebedarf aus Sicht der Betroffenen aufnehmen. Im Gutachten wird registriert, welche Personen bei dem Hausbesuch anwesend sind, und wer welche Angaben zur Vorgeschichte des Pflegebedürftigen macht. Unter Umständen kann der Gutachter Antragsteller und Pflegeperson getrennt befragen. Der Gutachter kann diese Möglichkeit anbieten. Abweichende Aussagen werden dann festgehalten.

Erfragt wird auch die ärztliche Betreuung, um festzustellen, ob diese ausreichend ist. Wichtig für den Gutachter ist auch, ob der Antragsteller den Arzt selbst aufsucht. Der Gutachter fragt auch nach den verordneten Medikamenten und wie diese verabreicht werden bzw. ob der Antragsteller diese selbständig einnimmt. Erkennt der Gutachter Unterversorgungen im Arzneimittelbereich, kann er sie im Gutachten benennen. Ebenso ist die Versorgung mit Heilmitteln zu begutachten.

Der Gutachter soll darüber hinaus alle vorhandenen Pflegehilfsmittel erfassen. Dazu wird der Gutachter nicht nur nachfragen, sondern auch eine Begehung der Wohnräume vornehmen. Der Gutachter soll dabei angeben, inwieweit die Pflegehilfsmittel oder technischen Hilfen den Pflegebedürftigen in die Lage versetzen, tägliche Verrichtungen selbständig auszuführen. Beispiel: Der Gebrauch eines Rollstuhls kann den Hilfebedarf bei der Verrichtung „Gehen" aufheben oder in der Sprache der MDK-Begutachtungsanleitung „voll kompensieren". „Voll kompensieren" bedeutet, daß der Betroffene durch das Pflegehilfsmittel die Verrichtungen selbständig ausführen kann. In unserem Beispiel ist dies durch den Rollstuhl anzunehmen, wenn die räumlichen und baulichen Wohnverhältnisse für das Nutzen eines Rollstuhls gegeben sind und wenn der Betroffene durch seine persönlichen Voraussetzungen (erforderliche Kraft und Geschicklichkeit) den Rollstuhl sicher bewegen kann. Der Gutachter muß auch angeben, ob der Antragsteller die Hilfsmittel nutzt. Möglicherweise wird er in dem individuellen Pflegeplan Vorschläge machen, wie die Hilfsmittel künftig zweckmäßig genutzt werden können, und welche Maßnahmen zur verbesserten Nutzung notwendig sind.

Ein ganz wesentlicher Punkt im Gutachten nimmt das Bestimmen des Umfanges der pflegerischen Versorgung ein. Hier ist zu erfragen, inwieweit ehrenamtliche Pflegepersonen oder professionelle Pflegeeinrichtungen die Pflege durchführen. Bei dem Erfassen des Umfanges der pflegerischen Versorgung ist der im Pflegeversicherungsgesetz vorgegebene Hilfebedarf entscheidend (vgl. hierzu Kapitel 4.8.1). Der Gutachter dokumentiert den vom Antragsteller oder von der Pflegeperson angegebenen Pflegeaufwand.

Der Gutachter stellt fest, inwieweit tägliche, wöchentliche, fallweise Pflege oder „Rund-um-die-Uhr-Betreuung" vorliegt. Eine „Rund-um-die-Uhr-Betreuung" liegt vor, wenn auch nachts zu unvorhersehbaren Zeiten regelmäßig Hilfe erforderlich ist. Diese Hilfe muß allerdings auch in der Vergangenheit tatsächlich geleistet worden sein; eine rein theoretische Möglichkeit des nächtlichen Hilfebedarfs genügt nicht. Eine teilweise Desorientiertheit des Betroffenen ist ebenfalls nicht unbedingt für die Notwendigkeit einer Betreuung rund um die Uhr ausreichend, wenn die Orientierung in der häuslichen Umgebung besteht, aber nur nicht in einer fremden, ungewohnten Umgebung. Bei der Gefahr durch Selbst- oder Fremdgefährdung des Betroffenen muß der Gutachter berücksichtigen, daß diese Gefahr durch Vorsorgemaßnahmen auch verhindert werden kann. Der Nachweis der Gefährdung reicht also ebenfalls noch nicht als Voraussetzung für eine notwendige „Rund-um-die-Uhr-Betreuung". Die Häufigkeit der Pflege durch Pflegeeinrichtungen sind den Berichten dieser Einrichtungen zu entnehmen, wenn sie vorliegen und dem MDK zur Kenntnis gebracht werden.

Der Gutachter muß die von den Betroffenen gemachten Angaben zu den Pflegezeiten überprüfen und eine eigenständige Bewertung des Pflegeaufwandes vornehmen. Zu begutachten ist auch die Betreuungssituation. Gemeint ist hier zum Beispiel, ob der Antragsteller alleine oder mit anderen zusammenlebt. Oder das Beurteilen der Pflegesituation, wenn sich mehrere Pflegepersonen die Pflege teilen. Auch muß der MDK auf die Frage eingehen, wie leistungsfähig und belastbar die Pflegeperson ist. Da die individuelle Wohnsituation für den Pflegebedürftigen und die Pflegesituation entscheidend ist, prüft der MDK z.B., ob der Antragsteller ein eigenes Zimmer hat, die Größe der Wohnung, die Begehbarkeit der Wohnung (Stockwerk, Aufzug), die Lage von Bad und Toilette, das Vorhandensein einer Waschgelegenheit im Zimmer, die Erreichbarkeit von Telefon, Lichtschaltern und Türöffnern, die Ausstattung des Bettes, die Heizungsanlage oder auch die Sicherheit der Umgebung des Antragstellers (etwa durch rutschige Böden oder lose Teppiche).

5.2.2.2 Die pflegebegründende Vorgeschichte

Hier muß der Gutachter den Beginn und den Verlauf der Krankheiten und/oder Behinderungen schildern, die als Ursache der Pflegebedürftigkeit zu sehen sind. Unter

Umständen sind in diesem Zusammenhang auch Vorerkrankungen zur Gesamteinschätzung der Pflegesituation von Bedeutung. Bei psychisch Kranken können auch länger zurückliegende Aufzeichnungen über den Pflegeverlauf wichtig sein.

Antragsteller und Pflegeperson müssen Monat und Jahr des Beginns der eingeschränkten selbständigen Lebensführung des Pflegebedürftigen angeben. Ist die Hilfsbedürftigkeit langsam fortgeschritten, reicht eine Schätzung aus.

5.2.2.3 Würdigung vorliegender Fremdbefunde

An dieser Stelle des Gutachtens wertet der Gutachter die Fremdbefunde aus, die bedeutsame Aussagen enthalten über die pflegeverursachenden Funktionsstörungen und die Art und den Umfang des Pflegebedarfs. Das können sein: Berichte von Ärzten, Aufzeichnungen aus dem Krankenhaus bzw. Reha-Einrichtungen oder etwa Überleitungsberichte von ambulanten oder stationären Pflegeeinrichtungen.

5.2.2.4 Erhobene pflegebegründende Befunde

Der Gutachter darf sich nicht nur auf Aussagen und Gutachten Dritter verlassen, sondern muß sich auf jeden Fall über die Pflegebedürftigkeit des Antragstellers selbst ein Bild machen und eigene Untersuchungen vornehmen. Begutachtet werden in diesem Abschnitt der Allgemeinbefund, funktionelle Einschränkungen oder Schädigungen in den einzelnen Organsystemen und die Fähigkeiten in bezug auf die Aktivitäten des täglichen Lebens.

Als erstes wird der Allgemeinzustand und die Leistungsfähigkeit des Betroffenen beurteilt. Diese Angaben sind beispielsweise zur Beurteilung des Erfolgs möglicher Rehabilitationsmaßnahmen unerläßlich. Bei der Beurteilung des Allgemeinzustandes wird auch der Ernährungs-, Kräfte- und Pflegezustand (Größe, Gewicht) einbezogen. Die Beurteilung des Allgemeinzustandes kann „gut", „mäßig" oder „deutlich reduziert" ausfallen:

- Gut:
  Der Allgemeinzustand ist altersentsprechend ohne sonstige Einschränkungen.

- Mäßig:
  Es bestehen Einschränkungen mit Auswirkungen auf den Hilfebedarf, etwa wenn Verrichtungen nur langsam durchgeführt werden können.

- Deutlich reduziert:
  Die Belastbarkeit des Betroffenen ist stark herabgesetzt und hat deshalb klar erkennbare Auswirkungen auf den Hilfebedarf; Hilfen sind aufgrund fehlender Kräfte des Pflegebedürftigen daher erforderlich.

Zum zweiten hat der Gutachter die feststellbaren funktionellen Einschränkungen des Betroffenen oder Schädigungen in seinen Organen möglichst genau (Ort, Form, Art der Ausprägung) zu beschreiben. Zusätzlich muß der Gutachter hier eine Einteilung in Schweregrade vornehmen. Folgende Einteilungen gibt es:

- Keine:
  Es liegen keine erkennbaren Einschränkungen der Funktion des Organsystems vor.

- Mäßig:
  Die Funktion ist erkennbar eingeschränkt.

- Schwer:
  Durch stark herabgesetzte Funktion kommt es zu erhebli-

chen Leistungseinschränkungen bei den Verrichtungen des täglichen Lebens.

- Schwerst oder völliger Funktionsausfall:
  Die Leistungsfähigkeit des Organsystems ist weitgehend oder völlig aufgehoben.

Dabei werden Funktionseinschränkungen am Stütz- und Bewegungsapparat, an den inneren Organen und an den Sinnesorganen untersucht. Auch Erkrankungen des zentralen Nervensystems und der Psyche sollen begutachtet werden.

Als drittes werden in diesem Abschnitt des Gutachtens die Fähigkeiten des Antragstellers in bezug auf die Aktivitäten des täglichen Lebens bewertet. Hier geht es weniger um das medizinische Krankheitsbild als um den Grad der Selbständigkeit des Betroffenen. Dieser Grad der Selbständigkeit ist entscheidend für den vom MDK vorzuschlagenden Pflegeplan, aber auch für mögliche rehabilitative und pflegerische Interventionen, damit der Betroffene die Fähigkeiten in bezug auf die Aktivitäten des täglichen Lebens erhält, reaktiviert oder wiedererlangt. Die Beurteilung dieser Fähigkeiten dient aber nicht der Einordnung in die Pflegestufen. Die Abstufungen sind:

- Selbständig:
  In der Versorgung der Verrichtungen der Aktivitäten des täglichen Lebens ist keine Hilfe erforderlich.

- Bedingt selbständig:
  Es gibt Einschränkungen in diesem Bereich. Hilfsmittel sind vorhanden und werden genutzt, der Patient benötigt aber mehr Zeit als üblich für diese Verrichtungen. In der Regel ist eine Hilfsperson nicht erforderlich.

- Teilweise unselbständig:
  Einzelverrichtungen werden unvollständig ausgeführt, und

eine Hilfsperson ist zur Anleitung, Vorbereitung und Durchführung der Verrichtungen erforderlich.

- Unselbständig:
  Der Betroffene besitzt nicht die Fähigkeit zur selbständigen Versorgung, die Hilfestellung durch die Hilfsperson ist in allen Phasen der Verrichtung erforderlich.

In bezug auf die Selbständigkeit des Antragstellers werden vom MDK überprüft:

- Aufrechterhaltung der vitalen Funktionen (Atmung, Kreislauf- und Wärmeregulation),

- Situative Anpassungsfähigkeit (z.B. die Frage, ob der Betroffene in der Lage ist, auf äußere Veränderungen - z.B. Kälte - adäquat zu reagieren - z.B. einen Pullover anzuziehen),

- Sicherheit (intakte Orientierungs- und Entscheidungsfähigkeit),

- Mobilität (Fähigkeit zur selbständigen und zweckgerichteten Bewegung/Fortbewegung),

- Fähigkeit zum Sauberhalten sowie zum An- und Auskleiden,

- Fähigkeit zum Essen und Trinken
  (dazu gehört auch das Einkaufen und die Nahrungszubereitung),

- Fähigkeit zum kontrollierten Ausscheiden,

- Fähigkeit, sich selbst beschäftigen zu können,

- Fähigkeit zur Kommunikation,

- Fähigkeit, zu ruhen und zu schlafen,

- Fähigkeit, soziale Kontakte aufzunehmen und aufrechtzuerhalten.

5.2.2.5 Bestimmung der Pflegebedürftigkeit

In Kapitel 4.8 ist die Bestimmung der Pflegebedürftigkeit nach dem Pflegeversicherungsgesetz ausführlich beschrieben. So bestimmt sich die Pflegebedürftigkeit alleine nach dem Hilfebedarf des Betroffenen bei den regelmäßig wiederkehrenden Verrichtungen des täglichen Lebens. Der Gutachter hat nun die Aufgabe, eine objektive eigenständige und eigenverantwortliche Bewertung der Situation und des Hilfebedarfs in den Bereichen der Körperpflege, Ernährung, Mobilität und der hauswirtschaftlichen Versorgung vorzunehmen.

Bei der Bemessung der Häufigkeit des Hilfebedarfs muß der Gutachter von den tatsächlichen individuellen Lebensgewohnheiten des Antragstellers ausgehen. Es gibt keine letztlich anerkannten Standards, wie oft man sich z.B. kämmt oder die Zähne putzt. Die MDK-Begutachtungsanleitung meint dazu aber auch: „Dennoch gibt es kulturell bedingte und letztlich gesellschaftlich akzeptierte Normen, die die mögliche Bandbreite der Anzahl der einzelnen täglichen Verrichtungen eingrenzen." Ebenso dürfen grundlegende Mindestanforderungen an Hygiene nicht unterschritten werden.

Die Bemessung des jeweiligen Zeitaufwandes für die einzelnen Verrichtungen muß der Gutachter schätzen. Er soll dabei die medizinischen Voraussetzungen und die häuslichen Gegebenheiten berücksichtigen. Weicht die von ihm vorgenommene Schätzung von den Angaben der Pflegeperson bzw. des Antragstellers ab, muß das im Gutachten begründet werden. Gerade bei Pflegebedürftigen mit wechselnder Tagesform - z.B. psychisch Kranke - müssen alle vorhandenen Unterlagen in die Begutachtung einfließen. Möglicherweise ist ein zusätzlicher Hausbesuch durch einen weiteren Fachgutachter mit anderer Ausbildung (Arzt/Pflegefachkraft/Facharzt) sinnvoll.

Besondere Probleme treten bei der Begutachtung der Pflegebedürftigkeit psychisch Kranker auf. Oft wird der Hilfebedarf von den Pflegepersonen - gerade, wenn es sich um Familienangehörige handelt - geringer eingeschätzt, als er in Wirklichkeit ist. Schwierig ist die Beurteilung wegen schwankender Krankheitsverläufe. Bereits im Tagesablauf kann es zu erheblichen Schwankungen kommen. Meistens sind viele Pflegebedürftige tagsüber nur leicht gestört, nachts aber völlig verwirrt. Viele psychisch Kranke können einem Gespräch folgen und wirken unauffällig. Auch kann es sein, daß der Besuch des Gutachters selbst stimulierend auf den Patienten wirkt und dadurch ein scheinbar besserer Zustand vorgegeben wird. In diesen Fällen sind weitere Gutachten oft unverzichtbar.

Auch die Beurteilung der Pflegebedürftigkeit von Kindern unterliegt Besonderheiten. Wie bereits beschrieben (siehe Kapitel 4.19), sind zur Feststellung des Hilfebedarfs pflegebedürftige Kinder mit gesunden Kindern gleichen Alters zu vergleichen. Die MDK-Begutachtungsanleitung hat für alle relevanten Verrichtungen (Körperpflege/Ernährung/Mobilität) eine Altersangabe festgelegt, ab dem erfahrungsgemäß fast alle der altersentsprechend entwickelten und gesunden Kinder diese Verrichtungen beherrschen. Der Hilfebedarf ist aber gleichwohl einzelfallabhängig. Zeitaufwand und Intensität werden konkret erfragt und dokumentiert. Es kann von Vorteil sein, wenn die Eltern eine Woche lang ein Pflegetagebuch mit den gesetzlich festgelegten Verrichtungen führen und dem MDK zur Verfügung stellen. In einer Tabelle legt die Begutachtungsanleitung den Höchstbedarf an Hilfe bei gesunden Kindern fest. Diese Zeit ist dann von der Zeit des Hilfebedarfs im konkreten Fall abzuziehen:

Alter	0-1	1-2	2-3	3-6	6-12	Jahre
Körperpflege	1,25	1	0,75-1	0,75	0-0,75	Stunden/Tag
Ernährung	1-2	1	0,75	0,5-0,75	0-0,5	Stunden/Tag
Mobilität	2	2	1	0,5-1	0-0,5	Stunden/Tag

Unter Körperpflege wird das Wickeln, Waschen, Nägelschneiden, Zähneputzen und Auf-den-Topf-setzen verstanden. Die Ernährung besteht aus dem mundgerechten Zubereiten und der Nahrungsaufnahme, und die Mobilität beinhaltet das An- und Ausziehen, das Zu-Bett-bringen und das Beruhigen. Wenn ein über dem hauswirtschaftlichen Versorgungsbedarf (Kochen, Spülen, Waschen) eines gesunden gleichaltrigen Kindes liegender Hilfebedarf nachgewiesen werden kann, wird dieser ebenfalls berücksichtigt.

5.2.2.6 Ergebnis der Prüfung des Vorliegens von Pflegebedürftigkeit

Kriterien für die Zuordnung zu einer der drei Pflegestufen sind die Häufigkeit des Hilfebedarfs und der zeitliche Mindestaufwand (vgl. Kapitel 4.9). Als Voraussetzung müssen Pflegebedürftige auf Dauer - der Gesetzgeber legte hier einen Zeitraum von mindestens sechs Monaten fest - der Hilfe bedürfen. Der MDK geht bei der Beurteilung dieser Frist von sechs Monaten aber vom Eintritt der Hilfebedürftigkeit und nicht von dem Zeitpunkt der Untersuchung aus.

Bei der Beurteilung des festgestellten Hilfebedarfs ist die Ist-Situation entscheidend. Mögliche Verbesserungen durch Gesundheitsvorsorge oder Reha-Maßnahmen muß der MDK nur dann berücksichtigen, wenn die Veränderung in der zu erwartenden Frist von sechs Monaten mit hoher Wahrscheinlichkeit zu erwarten ist.

Die Frage, ob Pflegebedürftigkeit vorliegt, beantwortet der MDK anhand folgender Kriterien:

- Feststellung des Hilfebedarfs bei den Verrichtungen des täglichen Lebens,
- Häufigkeit der hierzu erforderlichen Hilfeleistungen im Tagesdurchschnitt,

- Feststellung des Zeitbedarfs für diese Hilfeleistungen im Tages-/Wochendurchschnitt,
- Zeitliche Gewichtung der Grundpflege und der hauswirtschaftlichen Versorgung,
- Bestimmung der Dauer des voraussichtlichen Hilfebedarfs (muß über sechs Monate hinausgehen).

Die Prüfung der Pflegebedürftigkeit durch den MDK soll anhand einer Tabelle veranschaulicht werden:

	Hilfebedarf (wie oft täglich?)
<u>Körperpflege</u>	
Waschen	2x
Duschen/Baden	
Zahnpflege	2x
Kämmen/Rasieren	2x
Darm-/Blasenentleerung	4x
<u>Ernährung</u>	
Mundgerechte Zubereitung	4x
Nahrungsaufnahme	4x
<u>Mobilität</u>	
Aufstehen/Zu-Bett-Gehen	2x
An-/Auskleiden	2x
Stehen	
Gehen	
Treppensteigen	
Verlassen/Wiederaufsuchen der Wohnung	
<u>Hauswirtschaftliche Versorgung</u>	(wie oft pro Woche?)
Einkaufen	2x
Kochen	7x
Reinigung der Wohnung	2x
Spülen	7x
Beheizen der Wohnung	7x
Wechseln/Waschen der Kleidung/Wäsche	3x

In diesem Beispiel wären die Voraussetzungen der Pflegestufe 3 erfüllt.

Wurde von den Betroffenen Pflegegeld (siehe Kapitel 4.14.2) oder die Kombinationsleistung (siehe Kapitel 4.14.3) beantragt, prüft der MDK auch, ob die häusliche Pflege sichergestellt ist. Die Gutachter orientieren sich dabei:

- an der Situation des Pflegebedürftigen,
- an den Belastungen und der Belastbarkeit der Pflegeperson,
- am sozialen Umfeld der konkreten Pflegesituation,
- an der Wohnsituation einschließlich möglicher Verbesserungen des Wohnumfeldes des Pflegebedürftigen.

Der Gutachter muß prüfen, ob die vom Gesetzgeber bevorzugte häusliche Pflege des Pflegebedürftigen durch eine angemessene Versorgung und Betreuung durch die Pflegepersonen sichergestellt werden kann. Wenn hier berechtigte Zweifel vorliegen, wird der MDK unter diesen Umständen raten, häusliche Pflege in Form der Pflegesachleistung (siehe Kapitel 4.14.1) in Anspruch zu nehmen oder zumindest eine kombinierte Geld- und Sachleistung empfehlen.

5.2.2.7 Empfehlungen an die Pflegekasse - individueller Pflegeplan

Diese Empfehlungen durch den MDK gründen sich auf den im Gutachten bereits ermittelten Tatbeständen zur Pflegesituation und zu den Fähigkeiten des Pflegebedürftigen in bezug auf die Aktivitäten des täglichen Lebens. Zunächst sind vom MDK Vorschläge für Maßnahmen zur Rehabilitation und zur Prävention (Gesundheitsvorsorge) zu prüfen. Ziel dieser Empfehlungen ist,

- die drohende Pflegebedürftigkeit zu vermeiden,

- eine bestehende Pflegebedürftigkeit zu beseitigen,

- eine bestehende Pflegebedürftigkeit zu mindern oder einer Verschlimmerung entgegenzuwirken.

Ist der Gutachter vom Erfolg von Reha-Maßnahmen überzeugt, wird er versuchen, den Antragsteller zur Teilnahme zu gewinnen, gegebenenfalls unter Beteiligung der Pflegepersonen, Angehörigen oder des behandelnden Arztes. Denn der Erfolg dieser Maßnahmen ist in erster Linie von dem Pflegebedürftigen selbst abhängig. Ohne dessen Mitwirkung kann keine Reha-Maßnahme erfolgversprechend sein.

Bei den in Frage kommenden Reha-Maßnahmen gelten die Prinzipien der Vorrangigkeit von:

- ambulant am Wohnort vor ambulant am Kurort,

- ambulant vor teilstationär,

- teilstationär vor vollstationär.

Der MDK-Gutachter sollte die regionalen Reha-Angebote kennen, um geeignete Vorschläge zu unterbreiten. Bei psychisch Kranken sowie geistig oder seelisch Behinderten kommen auch psychiatrische Tagesstätten in Betracht.

Der Gutachter wird die voraussichtliche Dauer der Maßnahmen und seine Prognose festhalten und gegebenenfalls Teilziele definieren. In Wiederholungsuntersuchungen wird das Erreichen dieser Teilziele geprüft. Es kann auch eine zeitlich befristete Reha-Maßnahme empfohlen werden.

Als zweites prüft der MDK eine mögliche Verbesserung der Versorgung mit Pflegehilfsmitteln (vgl. Kapitel 4.14.6). Es können auch Hilfsmittel zu Lasten der Krankenkassen empfohlen werden, um

- den Erfolg der Krankenbehandlung zu sichern,
- eine Behinderung im wesentlichen auszugleichen,
- eine Schwächung der Gesundheit, die voraussichtlich zu einer Krankheit führen würde, zu beseitigen,
- einer Gefährdung der gesundheitlichen Entwicklung eines Kindes entgegenzuwirken,
- Pflegebedürftigkeit zu vermeiden.

Pflegehilfsmittel zu Lasten der Pflegekassen können empfohlen werden, um

- eine Verbesserung oder Erleichterung der Pflegesituation zu erreichen,
- Beschwerden des Pflegebedürftigen zu lindern,
- dem Pflegebedürftigen eine selbständigere Lebensführung zu ermöglichen.

Außerdem prüft der MDK mögliche Maßnahmen zur Verbesserung des individuellen Wohnumfeldes des Pflegebedürftigen. In Kapitel 4.14.7 dieses Buches werden diese Maßnahmen und die möglichen Zuschüsse der Pflegekassen dazu ausführlich beschrieben.

Darüber hinaus kann der Gutachter konkrete Maßnahmen im Hinblick auf Art und Umfang der Pflege vorschlagen. Dazu zählen auch Empfehlungen zur kurz- und mittelfristigen Entlastung der Pflegepersonen. Der Gutachter soll aber auch bereits während seiner Begutachtung die Betroffenen beraten, wenn er feststellt, daß bestimmte pflegeerleichternde Maßnahmen nicht bekannt sind.

Kommt der Gutachter bei seiner Prüfung zu der Erkenntnis, daß ein Hilfebedarf des Pflegebedürftigen ausschließlich aufgrund sogenannter kurativer Defizite vorliegt, kann eine Pflegebedürftigkeit abgelehnt werden. Unter kurativen Defiziten werden fehlende medizinische Therapien verstanden. Ist zum Beispiel bei einem Patienten mit der Parkinson-Krankheit (Schüttellähmung und ähnliche Erscheinungen, vgl. Kapitel 6.3.2) noch keinerlei medikamentöse Therapie - wie es bei dieser Krankheit üblich ist - vorgenommen worden, muß zunächst eine solche Therapie versucht werden. Ist diese Therapie dann wirkungslos oder unzureichend, kann ein Neuantrag auf Pflegebedürftigkeit gestellt werden.

Liegt trotz kurativer Defizite Pflegebedürftigkeit vor, ist diese nach dem aktuellen Hilfebedarf zu begutachten. Dies gilt auch dann, wenn durch Beseitigen dieser Defizite eine Verringerung der Pflegebedürftigkeit etwa durch die Zuordnung in eine niedrigere Pflegestufe möglich ist.

5.2.2.8 Zusätzliche Empfehlungen und Bemerkungen

An dieser Stelle des Gutachtens kann der Gutachter Ergänzungen jeglicher Art vornehmen, z.B. eventuelle Defizite der professionellen Pflege. Außerdem führt er eine Plausibilitätsprüfung der von den Betroffenen angegebenen Pflegezeiten durch und bewertet diese durch eine eigenständige Beurteilung.

5.2.2.9 Empfehlung zum Termin der Wiederholungsuntersuchung

Die Untersuchung des Pflegebedürftigen ist in angemessenen Abständen zu wiederholen. Diese Abstände richten sich zum einen nach der Prognose über die weitere Entwicklung der Pflegebedürftigkeit, die der Gutachter vorzunehmen hat. Zum anderen sind Wiederholungsuntersuchungen bei absehbaren zu erwartenden Veränderungen in der Pflege- und Betreuungssituation sinnvoll. Ebenso sind eventuell empfohlene Reha-Maßnahmen oder ärztliche Therapien in ihrer Wirkung zu prüfen. Auch nach diesen Kriterien richtet sich die Festlegung des Zeitpunktes einer weiteren Untersuchung.

5.2.2.10 Der Mini-Mental-Status-Test

Bei Verdacht auf hirnorganische Erkrankungen kann der MDK einen sogenannten Mini-Mental-Status-Test durchführen. Dieser Test soll zur Objektivierung des Befundes beitragen, dient aber keinesfalls der Zuordnung in die Pflegestufen. Dieser Test soll die Orientierung des Pflegebedürftigen, seine Merkfähigkeit, Aufmerksamkeit und Rechenfähigkeit, Erinnerungsfähigkeit und sein Sprachvermögen prüfen.

Fragen zur Orientierung des Pflegebedürftigen können z.B. lauten: „Welches Datum haben wir heute?" oder „Können Sie mir sagen, welche Jahreszeit jetzt ist?". Dazu werden Fragen nach dem aktuellen Aufenthaltsort (Stadt, Stadtteil, Krankenhaus) gestellt.

Ist der Untersuchte mit einem Gedächtnistest einverstanden, werden ihm drei Begriffe im Abstand von mindestens einer Sekunde genannt, die er sich merken soll. Der Untersuchte muß dann die Begriffe wiederholen, auch zu einem späteren Zeitpunkt des Testes.

Die Aufmerksamkeit und Rechenfähigkeit wird getestet, indem der Untersuchte beginnend bei der Zahl 100 jeweils 7 abziehen muß. Alternativ kann der Gutachter den Untersuchten bestimmte Wörter rückwärts buchstabieren lassen.

Bei der Untersuchung des Sprachvermögens muß der Untersuchte angezeigte Gegenstände (z.B. Uhr oder Stuhl) richtig benennen, einen Satz unmittelbar nachsprechen (z.B. „kein wenn und oder aber”), bestimmten Aufforderungen nachkommen (z.B. „Nehmen Sie das Papier in die Hand”), einen diktierten Satz aufschreiben oder bestimmte Formen nachzeichnen, zum Beispiel Fünfecke.

5.2.3 Widerspruchsmöglichkeiten

Die Betroffenen haben die Möglichkeit, gegen die Entscheidungen der Pflegekasse, die auf der Grundlage des MDK-Gutachtens beruhen, Widerspruch einzulegen. Zum Beispiel, wenn es um die Zuordnung in eine als zu niedrig erachtete Pflegestufe geht. Der Widerspruch sollte schriftlich eingereicht werden oder bei der Pflegekasse persönlich zur Niederschrift erklärt werden. Dabei ist die Widerspruchsfrist von einem Monat seit Bekanntgabe des Bescheides der Pflegekasse zu beachten. Fällt das Ende der Frist auf einen Sonn- oder Feiertag, so endet die Frist am darauffolgenden Werktag. Sollte der Bescheid der Pflegekasse keine Rechtsbehelfsbelehrung enthalten, dann beträgt die Widerspruchsfrist sogar ein Jahr seit Bekanntgabe des Bescheides.

Der Widerspruch bewirkt, daß sich die Pflegekasse noch einmal mit dem Fall auseinandersetzen muß. Über den Widerspruch muß die Pflegekasse innerhalb einer Frist von drei Monaten entscheiden, da die Betroffenen sonst eine Untätigkeitsklage vor dem Sozialgericht erheben können.

Wird durch das Widerspruchsverfahren nach Auffassung der Pflegekasse eine erneute Begutachtung erforderlich, erhält der MDK den Begutachtungsauftrag mit einer Kopie des Widerspruchschreibens. Dieses Verfahren ist in den Pflegebedürftigkeits-Richtlinien festgelegt. Aufgrund dieser Unterlagen muß der MDK-Erstgutachter beurteilen, ob er nunmehr zu einem anderen Ergebnis kommt. Ändert er seine Beurteilung nicht, ist ein Zweitgutachten von einem anderen Gutachter zu erstellen. Diese zweite Begutachtung muß ebenfalls in der häuslichen Umgebung des Pflegebedürftigen durchgeführt werden.

Die Argumente und das Ergebnis des Zweitgutachtens müssen vom MDK für die Betroffenen nachvollziehbar gemacht werden. Das Ergebnis wird auch der Pflegekasse mitgeteilt.

Ist der Betroffene auch mit dem zweiten Bescheid nicht einverstanden, kann er vor dem Sozialgericht gegen die Pflegekasse klagen. Zuständig ist das Sozialgericht, in dessen Bezirk der Wohnort des Betroffenen liegt. Die Klagefrist beträgt einen Monat nach Zustellung des Widerspruchbescheides. Sowohl das Widerspruchsverfahren als auch das Verfahren vor dem Sozialgericht ist kostenfrei. Allerdings können die Kosten des eigenen Rechtsanwaltes anfallen, wenn die Klage erfolglos bleibt.

5.3 Kritische Würdigung des Verfahrens zur Feststellung der Pflegebedürftigkeit

Das oben beschriebene Verfahren zur Feststellung der Pflegebedürftigkeit durch den MDK ist in der öffentlichen Diskussion nicht ohne Kritik. Kommt beispielsweise ein Patient vom Krankenhaus in ein Pflegeheim, dauert es oft Wochen, bis der MDK begutachtet. Besonders heikel ist dies für die Betroffenen, da die Finanzierung des Heims zunächst ungeklärt ist. Oft müssen die Pflegebedürftigen einen finanziellen Abschlag leisten. Allerdings kam es im Juli 1996 und den Monaten danach mit der Einführung der zweiten Stufe der Pflegeversicherung zu einem Antragsstau, denn es mußten alle Heimbewohner in kurzer Zeit begutachtet werden. Mittlerweile dürfte es seltener zu Engpässen kommen.

Kritisch betrachtet wird außerdem, daß es zwischen den Gutachten des MDK und der privaten Pflegeversicherung rein statistisch erhebliche Unterschiede gibt. So wurden beispielsweise für das Jahr 1996 vom MDK 28,5 Prozent der Antragsteller auf Leistungen der häuslichen Pflege als „nicht pflegebedürftig" abgelehnt. Bei der privaten Pflegeversicherung waren es mit gut 15 Prozent nur halb so viele.

Aber auch innerhalb der gesetzlichen Pflegeversicherung kommt es regional zu nicht unerheblichen Unterschieden durch den regional organisierten MDK. So sind 1996 etwa in Brandenburg 37 Prozent der Anträge auf Leistungen nach der Pflegeversicherung abgelehnt worden, in Bayern nur 16 Prozent. Auch bei den Zuordnungen in die Pflegestufen gibt es Differenzen: In Hessen wurden 33 Prozent der Pflegebedürftigen in Pflegestufe 3 eingeordnet, in Westfalen-Lippe waren dies nur 16 Prozent.

Richtig erklären kann auch der MDK diese Unterschiede nicht. Soziodemographische Unterschiede der Bevölkerung in den Bundesländern können zwar eine Ursache sein, reichen aber zur Erklärung der erheblichen statistischen Unterschiede kaum aus. Es wird aber aktuell von den Spitzenverbänden der Pflegekassen und dem dafür zuständigen Bundesarbeitsministerium an neuen Begutachtungsrichtlinien gearbeitet, die die Begutachtung genauer fassen sollen und weniger Interpretationsspielräume bieten sollen.

Weitere Kritik richtet sich zumeist im individuellen Fall am MDK. Manchmal wird moniert, die Gutachter seien viel zu kurz dagewesen, um die Pflegebedürftigkeit des Antragstellers richtig beurteilen zu können. Nach Auskunft des MDK ist mindestens eine Stunde notwendig, damit sich der Gutachter ein richtiges Bild der Pflegesituation machen kann.

Bei aller Kritik sollte jedoch beachtet werden, daß der MDK nur ausführendes Organ ist. Die Regelungen, die die Pflegebedürftigkeit definieren, hat der Gesetzgeber zu verantworten. Daß es gleichwohl in Einzelfällen zu Härten kommen kann, ist wohl nie auszuschließen.

Fühlen sich die Betroffenen ungerecht begutachtet, bestehen die Möglichkeiten zu einem Widerspruchsverfahren (siehe

Kapitel 5.2.3). Nach Auskunft des MDK Hessen legen etwa acht Prozent der Betroffenen Widerspruch ein. Von den Widersprüchen wird etwa die Hälfte positiv im Sinne der Betroffenen beschieden. Dies liegt aber unter anderem auch daran, daß die Kommunikation zwischen Pflegekasse und MDK längere Zeit in Anspruch nimmt und nicht selten in dieser Zeit eine Veränderung der Pflegesituation eingetreten ist, die dann z.B. zu einer entsprechenden Höherstufung in der Pflegestufe führt.

5.4 Was tun, wenn der Medizinische Dienst kommt?

An dieser Stelle werden Probleme erörtert, die für die Betroffenen entstehen, wenn sich der Medizinische Dienst zur Prüfung der Pflegebedürftigkeit zu einem Besuch im Wohnumfeld des Betroffenen angekündigt hat. Wichtig vorweg: Es sollte auf keinen Fall der Versuch gestartet werden, dem Gutachter falsche Tatsachen als wahr zu verkaufen. Es handelt sich bei den MDK-Gutachtern in der Regel um Profis, die ihr Handwerk verstehen und auch nicht a priori gegen den Antragsteller eingestellt sind. Der MDK ist hier nur ausführendes Organ im Auftrag der Pflegekassen. Der MDK ist aber organisatorisch unabhängig von den Pflegekassen, die zahlen müssen. In den meisten Fällen akzeptieren die Pflegekassen die Empfehlungen des MDK.

Zu empfehlen ist dem Antragsteller, seine Einwilligung darüber zu geben, daß der MDK Auskünfte bei den behandelnden Ärzten oder sonstigen Institutionen über ihn einholen darf. Das gleiche gilt für die Zustimmung, daß der MDK den Antragsteller in seinem Wohnbereich untersuchen kann. Werden nämlich diese Einwilligungen verweigert, besteht die Gefahr, daß die Pflegekassen den Leistungsantrag ablehnen, da der Antragsteller seiner Mitwirkungspflicht nach dem Sozialgesetzbuch nicht nachgekommen ist.

Auch sollten die Pflegepersonen während der Begutachtung

anwesend sein, um Auskünfte geben zu können. Da der Gutachter Antragsteller und Pflegeperson getrennt voneinander befragen darf, sollten voneinander abweichende Aussagen im Vorfeld vermieden werden. Man sollte darüber hinaus darauf achten, wie ausführlich der Gutachter anhand seines festgelegten Fragebogens vorgeht, und ob er nicht zu schnell zum Ende kommen möchte. Die Antragsteller haben das Recht auf eine zeitlich angemessene Begutachtung ihres Falles.

Natürlich kann es zum Alptraum für die Familienangehörigen werden, wenn der Pflegebedürftige die Verrichtungen des täglichen Lebens in einer Art Vorführeffekt dem MDK-Gutachter besonders gut und schnell vorzeigt. Dies kann zu einer niedrigeren Einordnung in eine der drei Pflegestufen mit allen finanziellen Konsequenzen führen. Hier sollte von Seiten der Angehörigen auf die wechselnde Tagesform des Pflegebedürftigen hingewiesen werden. Oben wurde bereits darauf hingewiesen, daß insbesondere psychisch Kranke sich über einen längeren Zeitraum sehr gut verstellen können und so vom Gutachter ein zu niedrig angesetzter Hilfebedarf festgelegt wird. In solchen Fällen sollten die Angehörigen auf zusätzliche Befragungen weiterer Personen - z.B. Pflegekräfte eines ambulanten Dienstes - oder gegebenenfalls auf möglichst frühzeitige Wiederholungsuntersuchungen, auch durch weitere Gutachter anderer Berufsrichtung (Arzt/Facharzt/Pflegefachkraft) bestehen.

Wichtig ist auch, daß der Gutachter nicht nur vorhandene Pflegehilfsmittel wahrnimmt, sondern auch prüft, inwieweit der Pflegebedürftige - oder die Pflegeperson - mit diesen umgehen kann. Es nützt der beste Rollstuhl nichts, wenn der Betroffene nicht die erforderliche Kraft im Umgang damit hat oder die baulichen Wohnverhältnisse der Nutzung des Rollstuhls entgegenstehen.

Nachzuweisen ist von den Betroffenen, ob tatsächlich auch nachts zu unvorhergesehenen Zeiten regelmäßige Hilfen erforderlich sind. Hier ist den Angehörigen zu empfehlen, ein Tagebuch über die geleisteten Hilfen zu führen, um den Bedarf einer „Rund-um-die-Uhr-Betreuung" nachweisen zu können.

Die Angehörigen sollten den Gutachter außerdem auf Maßnahmen zur Rehabilitation und zur Prävention ansprechen, da der MDK hier Empfehlungen geben kann. In der Regel kennen die Gutachter die regionalen Reha-Angebote. Der MDK ist auch zuständig für die Prüfung und Empfehlung möglicher Maßnahmen zur Verbesserung des individuellen Wohnumfeldes (vgl. Kapitel 4.14.7). Man sollte sich nicht davor scheuen, den Gutachter hier als Berater möglicher Maßnahmen zu befragen.

Abschließend sei darauf hingewiesen, daß bei einer Veränderung der Pflegesituation ein erneuter Antrag auf entsprechende Leistungen aus der Pflegeversicherung gestellt werden kann. Auf die Widerspruchsmöglichkeiten gegen die MDK-Begutachtung wurde bereits hingewiesen (Kapitel 5.2.3).

6. Typische pflegebegründende Erkrankungen

6.1 Krankheit und Alter

Ohne auf medizinische Details einzugehen, sollen in diesem Kapitel einige typische Erkrankungen dargestellt werden, die Pflegebedürftigkeit verursachen. Dieser Überblick erhebt nicht den Anspruch auf vollständiger Darstellung aller pflegebegründenden Erkrankungen. Viele Krankheiten führen z.B. erst in ihren Folgewirkungen zur Pflegebedürftigkeit. Nur genannt werden sollen an dieser Stelle die - auch im Pflegeversicherungsgesetz erwähnten - Krankheiten AIDS und Krebs, die in ihren Endstadien fast immer Schwerstpflegebedürftigkeit zur Folge haben.

Pflegebedürftigkeit bei Kleinkindern ist meist die Folge bei der Geburt erlittener Erkrankungen. Zu nennen sind hier Lähmungen und Krampfanfälle aufgrund von Sauerstoffmangel („Cerebrale Parese"), erblich bedingte Erkrankungen der Nerven und der Muskulatur sowie Mißbildungen der Knochen und Gelenke. Weitere Krankheiten können zur Pflegebedürftigkeit führen: Autismus (psychische Störung mit krankhafter Ich-Bezogenheit und Teilnahmslosigkeit), Blind- oder Taubheit, Mukoviszidose (Erbkrankheit mit Funktionsstörungen der sekretproduzierenden Drüsen), Diabetes oder Leukämie.

Bei etwas älteren Kindern sind meistens Unfälle mit Gehirnverletzungen Ursache für Pflegebedürftigkeit. Dies gilt auch für das jüngere und mittlere Erwachsenenalter.

Statistisch gesehen bleibt aber das Risiko, pflegebedürftig zu werden, über die ersten Lebensjahrzehnte niedrig und wird erst ab dem 60. Lebensjahr zunehmend höher. Zwischen dem 60. und dem 80. Lebensjahr sind genau fünf Prozent dieser Altersgruppe pflegebedürftig. Ab dem 80. Lebensjahr ist dann jeder fünfte von Pflegebedürftigkeit betroffen.

Das soll aber nicht heißen, daß Alter automatisch zugleich Pflegebedürftigkeit bedeutet. So sind über 90 Prozent der über 80jährigen durchaus in der Lage, die Grundaktivitäten des täglichen Lebens (Mahlzeiten einnehmen, Umhergehen in der Wohnung, An- und Ausziehen) selbständig zu meistern. Schwieriger wird es für diese Altersgruppe bei Verrichtungen wie Baden, Wohnung sauber halten oder Lebensmittel einkaufen.

Im Gegensatz zu der in unserer Gesellschaft vorherrschenden Meinung ist Unselbständigkeit im Alter also die Ausnahme und nicht die Regel. Die allgemeine Aussage, daß Altern und Leistungsverlust einhergehen, ist nicht richtig. Auch die Vorstellung, daß mit zunehmendem Alter generell ein Abbau der geistigen Leistungsfähigkeit erfolgt, gilt heute als widerlegt. Ob es dazu kommt, hängt vielmehr von den Lebensumständen des einzelnen und seiner Einstellung zur eigenen geistigen Kapazität und Aktivität ab. Es gibt Kompetenzen, die zunehmen oder welche, die altersstabil sind. Dies sind zum Beispiel Erfahrung, Urteilsfähigkeit oder Verantwortungsbewußtsein. Von der Leistungsabnahme betroffen sind dagegen Muskelkraft, Seh- und Hörvermögen und das Kurzzeitgedächtnis. Zum Teil sind diese Einschränkungen aber kompensierbar.

Nicht das Alter ist eine Krankheit, sondern zunehmendes Alter verändert die Krankheitsbereitschaft. Der Mensch erwirbt sich zwar im Laufe seines Lebens eine größere Immunität gegenüber Infektionen, die Zahl der chronischen Krankheiten nimmt aber zu. Zu den wichtigsten und häufigsten Krankheiten im Alter gehören psychische und neurologische Erkrankungen, Krankheiten des Skeletts, der Muskeln und der Bindegewebe, Krankheiten des Kreislaufsystems, Stoffwechselerkrankungen oder Krankheiten der Atmungsorgane, die aus medizinischer Sicht zur Hilfs- und Pflegebedürftigkeit führen. In einer Vielzahl von Fällen treffen sogar mehrere Krankheiten zusammen (Multimorbidität).

6.2 Psychische Erkrankungen

Als Ursache für Pflegebedürftigkeit sind im Pflegeversicherungsgesetz Störungen des Zentralnervensystems sowie endogene Psychosen, Neurosen oder geistige Behinderungen ausdrücklich genannt (vgl. hierzu Kapitel 4.8.2).

Wie oben bereits erwähnt, sind diese Betroffenen zwar körperlich meistens in der Lage, die Verrichtungen des täglichen Lebens selbständig auszuführen. Sie müssen aber unter Aufsicht zu den entsprechenden Handlungen ermutigt und dazu bewegt werden, die Verrichtung richtig bis zum Ende auszuführen. Hier ist von den Pflegepersonen eine vom Einzelfall abhängige unterschiedlich hohe Zeit aufzuwenden.

Die Pflegebedürftigen können bei diesen Krankheitsbildern unter Antriebs-, Orientierungs- oder Bewußtseinsstörungen leiden. Auch die Wahrnehmung, das Verhalten und das Gedächtnis können entscheidend beeinflußt sein. Dazu kommen Ängste und Störungen des Wach- und Schlafrhythmus.

Bei den psychischen Erkrankungen im Alter wird zwischen hirnorganischen und funktionellen psychischen Krankheiten unterschieden. Bei letzteren liegt keine feststellbare hirnorganische Störung vor. Hierzu gehören Neurosen, Psychosen und Depressionen.

Erkrankungen im Gehirn, also hirnorganische Erkrankungen, können im Alltag zu Verwirrtheit und großer Vergeßlichkeit führen. Von schweren hirnorganischen Krankheiten wird bei sogenannter Demenz gesprochen.

6.2.1 Demenz

Unter dem Begriff Demenz versteht man einen über die Altersnorm hinausgehenden Verlust intellektueller Fähigkeiten. Es handelt sich dabei um eine Geistesschwäche, die auf organische Hirnschäden oder altersbedingter Schwächung der Hirnzellen beruht. Ursachen können ein Abbau von Hirngewebe im Alter oder Folgeschäden durch Gefäßverkalkung, eines Schlaganfalls oder Alkoholmißbrauch sein.

Mit fortschreitendem Alter nimmt das Demenzrisiko zu. Bei fortgeschrittener Demenz können die Betroffenen alltägliche Verrichtungen wie An- und Ausziehen, Nahrungsaufnahme oder Stuhlgang nicht mehr selbständig ausführen. Die häufigste Form von Demenz ist die Alzheimer-Krankheit.

Von Demenz zu unterscheiden sind Verwirrtheitszustände älterer Menschen, die zum Teil Wochen dauern können, aber ganz andere Ursachen haben und bei fachgerechtem Umgang wieder verschwinden. Zeichen von Verwirrtheit können sein:

- Bekannte Handlungsabläufe werden nicht mehr ausgeführt,
- Verlust des Kurzzeitgedächtnisses,
- Desorientierung,
- Rasche Stimmungswechsel und Gefühlslabilität,
- Zeichen von Angst und Mißtrauen,
- Nichterkennen vertrauter Personen,
- Verändertes Kommunikationsverhalten.

Häufig sind psychosoziale Veränderungen (z.B. Einweisung in ein Krankenhaus oder Heim) die Ursache der Verwirrtheit. Aber auch sonstige Aufregungen der Betroffenen oder das Nehmen neuer Medikamente, Nebenwirkungen von Medikamenten oder deren falsche Einnahme kann dafür verantwortlich sein.

6.2.2 Alzheimer-Krankheit

Die Alzheimer-Krankheit kommt bei älteren Menschen leider nicht selten vor: In den Industrieländern machen Alzheimer-Kranke etwa zwei Drittel der Langzeitpatienten aus. Das Erkrankungsrisiko nimmt mit dem Alter stark zu. Bei den über 90jährigen schätzen Fachleute den Anteil der Alzheimer-Erkrankten auf 40 Prozent.

Diese Krankheit führt zur Unfähigkeit der Betroffenen, sich im täglichen Leben zurechtzufinden. Grund ist der rapide - im Extremfall komplette - Abbau des Kurzzeitgedächtnisses. Einfache alltägliche Tätigkeiten können nicht mehr ausgeführt werden. Der intellektuelle Abbau schreitet fort, bis der Kranke im Endstadium völlig unbeweglich und hilflos wird.

Das Zusammenleben und die Pflege eines Alzheimer-Patienten belastet die Pflegepersonen oft stärker als den Betroffenen selbst. Der Persönlichkeitsverfall wird hautnah miterlebt, während der Kranke dies kaum wahrnimmt. Folgende Ratschläge sollten Pflegepersonen wahrnehmen:

- Akzeptieren Sie den Kranken und seine Lage, auch wenn er wollte, er kann sich nicht ändern,
- Binden Sie den Patienten in einen regelmäßig verlaufenden Tagesablauf ein,
- Unterstützen Sie das Selbstwertgefühl des Kranken mit lobenden Gesten und Berührungen,
- Reagieren Sie gelassen auf Ausfälle des Patienten,
- Wenden Sie sich an Selbsthilfegruppen (siehe Kapitel 13).

6.2.3 Neurosen, Psychosen und Depressionen

Bei Neurosen, Psychosen und Depressionen handelt es sich um funktionelle psychische Erkrankungen, bei denen organische Ursachen nicht festgestellt werden können. Diese Krankheiten beinhalten seelische Störungen, die sich in dem Verhalten des Patienten widerspiegeln. Oft sind Handlungen der Patienten von anderen Menschen nicht nachvollziehbar. Auch hier werden an Pflegepersonen besonders hohe Anforderungen gestellt.

Mit Neurosen bezeichnet man psychische Störungen, die infolge eines verdrängten biographischen Entwicklungskonfliktes des Patienten entstehen. In der Kindheit und im Jugendalter erlernte Verhaltensmuster der Konfliktbewältigung überlagern bei den Erkrankten die Gegenwart, so daß die Anforderungen des Alltags nicht mehr bewältigt werden können. Beispiele hierfür sind Charakterneurosen - z.B. zwanghafter Geiz, übertriebene Pedanterie -, Wasch- oder Putzzwänge, Phobien, Angstneurosen.

Unter Psychosen versteht man die klassischen Krankheiten wie die Schizophrenie oder das Manisch-Depressiv-Sein. Der Bezug zur Außenwelt und die Wahrnehmung dieser Patienten ist massiv gestört. Die große Erregung und Zerfahrenheit der Patienten führt dazu, daß sie zwischen Wirklichem und Unwirklichem nicht mehr unterscheiden können. Es kommt zu Wahnvorstellungen der Betroffenen. Manisch-depressive Menschen schwanken zwischen den Extremen „himmelhoch jauchzend" und „zu Tode betrübt". Schließlich begeht der Patient ein wirres Chaos unterschiedlichster Handlungen. Danach setzen bei den Betroffenen fast immer depressive Stimmungen ein, in denen sie massiv selbstmordgefährdet sind.

Depressive Patienten haben über einen längeren Zeitraum Minderwertigkeitsgefühle, sind von tiefer Hoffnungslosigkeit und dem Gefühl einer inneren Leere geprägt. Die Depression kann die Reaktion auf einen Auslöser (ein bestimmtes Ereignis oder Lebensphase) sein („neurotische Depression"), von innen heraus kommen („endogene Depression") oder mit einer körperlichen Abwehrreaktion des Körpers zusammenhängen („larvierte Depression"). Depressive Menschen ziehen sich in sich selbst zurück, durchleben Gefühle der Angst und der Sinnlosigkeit. Sie haben Schlaf- und Appetitlosigkeit, sind interesselos und selbstmordgefährdet.

Über die Frage der Feststellung der Pflegebedürftigkeit psychisch Kranker soll auf Kapitel 5.2.2.5 dieses Buches verwiesen werden.

6.3 Neurologische Erkrankungen

Neurologische Erkrankungen bewirken oft Einschränkungen bei den Betroffenen im Bereich der Mobilität und Sensibilität. Die Beeinträchtigungen können sich schubweise wie z.B. bei Multipler Sklerose oder über einen längeren Zeitrum wie z.B. bei der Parkinson-Krankheit entwickeln.

Oft sind Schlaganfälle die Ursache der Pflegebedürftigkeit. So ist nach Informationen des Bundesministeriums für Arbeit und Sozialordnung rund ein Viertel der aus der Akutklinik entlassenen Schlaganfall-Patienten als pflegebedürftig einzustufen. Diese benötigen dauernde Hilfen oder Überwachung. Gut ein weiteres Viertel der Patienten braucht zumindest zeitweise Hilfen bei alltäglichen Verrichtungen.

6.3.1 Multiple Sklerose

Bei dieser Krankheit entstehen Entzündungen an verschiedenen Stellen der Isolierschichten um das Gehirn und Rückenmark. Aufgrund der unterschiedlichen Verteilung der Krankheitsherde sind die Symptome der Multiplen Sklerose („MS") vielfältig: Motorische Störungen, Lähmungen, Sprach- und

Sehstörungen, Taubheitsgefühle auf der Haut etc. Alle diese Symptome können einzeln, aber auch kombiniert auftreten. Sie können über die Jahre zunehmen und zur ständigen Pflegebedürftigkeit des Betroffenen führen.

Im Mittelpunkt der MS-Therapie steht eine intensive krankengymnastische Behandlung, um die Muskeln zu stärken und Bewegungsabläufe zu koordinieren. Pflegepersonen sollten anleitungsgemäß regelmäßig gymnastische Übungen mit den Pflegebedürftigen betreiben.

6.3.2 Parkinson-Krankheit

Diese häufige Nervenkrankheit führt zu zum Teil erheblichen Störungen der Bewegungsabläufe der Betroffenen. Neben einer Verlangsamung aller Bewegungen kommt es zur Muskelsteifheit und zu rhythmischem Zittern der Hände und des Kopfes. Die Verlangsamung kann auch den psychischen Bereich betreffen. Dies kann beim Patienten zu schwerfälligem Denken und dem immerwährenden Kreisen um dieselben Themen führen.

Zumeist ergibt sich in diesen Fällen ein intensiver Pflegebedarf, da die Patienten nicht in der Lage sind, eigenständige und kontrollierte Bewegungsabläufe vorzunehmen. Die Betreuung muß in der Regel auch nachts gewährleistet sein. Auch hier kommt der Krankengymnastik eine wichtige Bedeutung zu.

6.3.3 Schlaganfall

Der Schlaganfall ist die Folge einer plötzlich auftretenden Durchblutungsstörung des Gehirns. Die Wirkung dieser Störung kann fatal sein: Halbseitige Lähmung (Arm, Gesichtshälfte), Bewußtseinsstörungen, Seh- und Sprachstörungen, Inkontinenz (Unvermögen, Stuhl oder Harn willentlich zurückzuhalten) oder sogar psychische Veränderungen.

Die verlorengegangenen Fähigkeiten müssen meist mühsam neu erlernt werden. Die Pflegeperson ist in diesen Fällen besonders gefordert, insbesondere, wenn durch Sprachausfall die Kommunikation mit dem Betroffenen schwerfällt.

6.4 Internistische Erkrankungen

Diese Erkrankungen können vielfältiger Natur sein. Häufig kommt es erst nach langandauernder Krankheit zu Folgen, die die Pflegebedürftigkeit im Sinne des Gesetzes begründen. In ihrem Leitfaden zur Pflegeversicherung nennen Fachleute des Medizinischen Dienstes Hessen unter anderem als Beispiele für diese Erkrankungen, die zu Pflegebedürftigkeit führen können: AIDS, Diabetes mellitus oder die konorare Herzkrankheit.

Beispiel Diabetes mellitus (im Volksmund „Zuckerkrankheit"): Diabetes ist eine Stoffwechselkrankheit, bei der überhöhte Blutzuckerwerte zu Durchblutungsstörungen, Nervenschäden, Nierenversagen, Sehstörungen, Konzentrationsschwierigkeiten oder offenen Füßen führen können. Bei nur fünf Prozent der Fälle beginnt Diabetes bereits in der Jugend (sogenannte Typ I-Diabetes), da die Bauchspeicheldrüse kein oder nicht genügend Insulin produzieren kann. Das Hormon Insulin ist dafür zuständig, daß Glukose (Traubenzucker) als Energie in die Körperzellen gelangt. In den meisten Fällen von Diabetes (sogenannter Typ II) wird genügend Insulin produziert. Die Patienten haben aber eine angeborene Unterempfindlichkeit gegen körpereigenes Insulin. Die Körperzellen können - vereinfacht ausgedrückt - das Insulin nicht „erkennen". Für die Pflegebedürftigkeit relevant: Dieser Typ II von Diabetes tritt mit zunehmendem Lebensalter verstärkt auf.

6.5 Orthopädische Erkrankungen

Bei diesen Erkrankungen geht es um Störungen der Haltungs- und Bewegungsorgane. Auch die Querschnittslähmung gehört hierzu. Behandelt werden im folgenden die Osteoporose sowie Rheuma, Arthrose und Arthritis.

6.5.1 Osteoporose

Unter Osteoporose versteht man einen Schwund der Knochensubstanz, der an einzelnen Stellen oder generell auftreten kann. Dieser Knochenschwund führt zu einer mangelnden Belastbarkeit des Knochengerüstes. Es kann zu Knochenbrüchen nach Bagatellverletzungen, einer Abnahme der Körpergröße und heftigen Rückenschmerzen kommen.

In bezug auf die Pflegebedürftigkeit kann es insbesondere zu Einschränkungen in der Mobilität kommen. Das gilt auch für den hauswirtschaftlichen Bereich bei schwereren Tätigkeiten, z.B. bei größeren Einkäufen.

6.5.2 Rheuma, Arthrose und Arthritis

Rheuma tritt am Bewegungssystem auf und verursacht dort Schmerzen. Zu Rheuma gehören die Arthrose, Arthritis oder Gicht. Es kann zu Funktionsstörungen des Bewegungsapparats kommen, Gelenkschwellungen oder Fehlstellungen. Es wird das Weichteilrheuma, bei dem die Muskulatur, die Sehnen und Bänder Schmerzen verursachen, von dem Gelenkrheuma unterschieden.

Bei Entzündungen der Gelenke spricht man von Arthritis. Dabei sind die Gelenke angeschwollen. Die Arthrose beinhaltet Erkrankungen des Bewegungssystems. Durch chronische Belastung oder durch die angeborene Fehlstellung eines Gelenkes entwickeln sich mit der Zeit Abnutzungen der

Gelenkstrukturen. Die Schädigung des Knorpelgewebes ist die Folge. Betroffen sind meist Hüfte und Knie. Es kann zu Entzündungen, Gelenkergüssen, Muskel- und Sehnenverspannungen kommen. Typische Schmerzen treten vor oder nach längerem Sitzen auf. Ist der Patient zuckerkrank (siehe Kapitel 6.4), wird der Knorpel schlecht mit Nährstoffen versorgt. Ein schlecht ernährter Knorpel verliert jedoch seine Elastizität und kann bei der Bewegung des Gelenkes abgerieben werden. Diabetes kann also Ursache der Arthrose sein.

Die Gicht gehört zu den entzündlichen rheumatischen Erkrankungen. Durch eine hohe Harnsäurekonzentration im Blut kommt es zu einem Ablagern von Harnsäurekristallen im Gelenk. Diese Kristalle führen dort zu einer Entzündung. Da sich die Harnsäure auch in anderen Geweben ablagern kann, kann Gicht schließlich zu Nierensteinen, einem hohen Blutdruck und Nierenversagen führen.

7 Was heißt „Pflege“?

Wenn zwei von „Pflege” sprechen, meinen sie nicht unbedingt immer dasselbe. Der Begriff Pflege ist schillernd, und deshalb ist eine Klärung der wichtigsten Pflegebegriffe notwendig. Dazu enthält dieses Kapitel einige Gedanken zur Pflege aus historischer, volkswirtschaftlicher sowie psychologischer und soziologischer Sicht.

7.1 Psychologische und soziologische Aspekte der Pflege

Auch wenn Unselbständigkeit im Alter die Ausnahme sowie Kompetenz und Selbständigkeit eher die Regel ist, existiert in unserer Gesellschaft gleichwohl das Phänomen Pflegebedürftigkeit und damit Unselbständigkeit mit zunehmendem Alter. Dies ist keineswegs ein Widerspruch, denn aufgrund der zunehmenden Zahl älterer Menschen steigt auch - statistisch gesehen - die Wahrscheinlichkeit eines höheren Pflegebedarfs in absoluten Zahlen in unserer Gesellschaft.

Was bedeutet es aber für die älteren Menschen, die ihre Selbständigkeit verlieren und auf Pflege angewiesen sind? In unserer Gesellschaft wird die Fähigkeit zu selbständigem Handeln sehr hoch bewertet. Dazu gehören die Begriffe Freiheit und Unabhängigkeit. Die Fähigkeit zu selbständigem Handeln ist bei den Pflegebedürftigen zwangsläufig mittel- und längerfristig nicht mehr gegeben. Die Lebensplanung muß völlig neu gestaltet werden: Es kommt in dem persönlichen Bereich des Pflegebedürftigen zu erheblichen Einschnitten und Veränderungen. Das Selbstwertgefühl der Betroffenen kann dadurch negativ betroffen sein.

Eine in unserer Gesellschaft weit verbreitete Grundauffassung ist, daß man im Alter anderen Menschen nicht zur Last fallen möchte. Dieses Lebensziel ist durch den Eintritt von Pflegebedürftigkeit nicht erreichbar. Negative Auswirkungen auf das Selbstwertgefühl der Betroffenen sind die wahrscheinliche

Folge. Wir erinnern bewußt in diesem Zusammenhang an den Begriff „Rentnerschwemme", der von der Gesellschaft für Deutsche Sprache 1996 zum „Unwort des Jahres" bestimmt wurde.

Diese psychologischen Auswirkungen von Pflegebedürftigkeit sollten den Pflegepersonen bewußt sein. Denn hier gilt es, die Betroffenen entsprechend aufzubauen und ihnen den Wert ihres Daseins deutlich zu machen. Auf die vorhandenen Kompetenzen der Betroffenen wie z.B. Lebenserfahrung sollte - so oft es geht - zurückgegriffen werden. Die Lebensqualität der pflegebedürftigen Menschen wird entscheidend davon geprägt, wie sie sich selbst sehen und das soziale Umfeld auf sie reagiert.

Die Menschenwürde muß bei jeder pflegerischen Handlung respektiert werden. Dazu gehört auch der Respekt vor der Privatsphäre des Pflegebedürftigen. Juristisch kann sich der Heimbewohner auf Artikel 13 des Grundgesetzes der Bundesrepublik Deutschland und der dort bestimmten Unverletzlichkeit der Wohnung berufen. Daß es hier mehr oder weniger zwangsläufig zu Konflikten kommt, liegt darin, daß das Zimmer des Pflegebedürftigen gleichzeitig der Arbeitsplatz des Pflegepersonals ist. Die Pflegekräfte müssen sich gleichwohl ihrer wichtigen Rolle bewußt sein.

Dabei ist es für die Betroffenen unbestritten um so besser, je länger sie in ihrem gewohnten sozialen Umfeld leben können. Die Wohnumwelt ist für ältere Menschen von herausragender Bedeutung, da sie in der Regel außerhalb ihrer Wohnung kaum Sozialkontakte haben. Je länger die Menschen in ihrer vertrauten Umgebung bleiben können, um so besser. Eine Heimeinweisung ist immer ein gravierender Schnitt im Leben der Betroffenen. Die Priorität der häuslichen Pflege ist - wie oben beschrieben - gerade deswegen eine wichtige Intention des Pflegeversicherungsgesetzes: Der ältere Mensch bleibt - so weit es geht - selbständig und nimmt gezielt Hilfe in Anspruch. Auf einen Nenner gebracht könnte man im Interesse der Betroffenen sagen: Soviel Selbständigkeit und Selbstbestimmung wie möglich und soviel Hilfe und Pflege wie nötig. Das Gefühl, stark abhängig zu sein, kann bei älteren Menschen ansonsten zu dem Gefühl der Ohnmacht führen.

Zu beachten ist bei der Pflege älterer Menschen, daß diese oft unmerklich ihre Persönlichkeit verändern. Sie neigen stärker zu eingenommenen Standpunkten und haben einen starren Tagesablauf, auf deren Störung sie empfindlich reagieren können. Die Pflegepersonen sollten den Lebensrhythmus respektieren und in die Pflege einbeziehen. Der regelmäßige Tagesablauf fördert das Orientierungsvermögen der Pflegebedürftigen. Darüber hinaus sind konstante Bezugspersonen für die Betroffenen sehr wichtig, gleichgültig, ob es sich um häusliche Pflege oder Pflege in einem Heim handelt.

7.2 Pflege historisch: Vom Hilfsberuf zur ganzheitlichen Pflege

Früher war die Pflege Kranker lange Zeit ein typisch weiblicher Beruf, der sich um das Heil der Menschen bemühte. Zunächst im Dienste der Kirche, später im Dienste der Medizin. Die Motivation war christlicher Natur im Sinne einer Berufung und der Nächstenliebe. Mit dem Aufkommen von Wissenschaft und Technik in der Neuzeit wurde ein Menschenbild populär, bei dem nur noch zählt, was zählbar und meßbar ist. Dies war die Geburtsstunde der Reparaturmedizin: Ist ein Teil defekt, wird es repariert, so daß es wieder funktioniert. Die Behandlungspflege tritt zuungunsten der Grundpflege in den Vordergrund (vgl. zu den Pflegebegriffen Kapitel 7.4). Pflege wird zu einem Hilfsberuf des Arztes.

Heute betrachtet man den Menschen ganzheitlich als Einheit von Körper, Seele und Geist. Einzelne Vorgänge werden nicht mehr isoliert gesehen, sondern im Zusammenhang mit anderen Faktoren in der Wirkung auf das Ganze. Für die Medizin und Pflege heißt das, daß das Seelische wiederentdeckt wird und das soziale Umfeld des Kranken an Bedeutung gewinnt. Der Kranke wird als Ganzes betrachtet und ist das Ergebnis seiner individuellen Lebensgeschichte. Insbesondere aus dem anglo-amerikanischen Raum wurden bereits seit den fünfziger Jahren Pflegetheorien entwickelt, die heute die Diskussion in Deutschland bestimmen.

Die Idee der ganzheitlichen und professionellen Pflege beinhaltet beispielsweise, daß die Pflege auch an dem Punkt einsetzt, an dem die Medizin machtlos ist: bei chronisch Kranken oder Sterbenden. Statt sich auf Krankheitssymptome und deren „Reparatur" zu konzentrieren, kann Pflege dort ansetzen, wo gesunde Kräfte vorhanden sind, diese stärken und in die Bewältigung der Krankheit einzubeziehen. Prävention und Gesundheitsvorsorge gewinnen hier - wie in der Medizin - stärker an Bedeutung. Pflege wird heute zunehmend als Hilfe zur Selbsthilfe verstanden: Das Aktivieren und Hervorholen der Kräfte der Pflegebedürftigen ist das Ziel.

Ganzheitliche Pflege reduziert den pflegebedürftigen Menschen nicht auf seine körperlichen oder geistigen Defizite. Der ganze Mensch, seine Persönlichkeit und das soziale Umfeld werden von der ganzheitlichen Pflege berücksichtigt. Dieser Anspruch an die Altenpflege ist heute noch gültig, auch wenn das deutsche Pflegeversicherungsgesetz darauf nur unzureichend eingeht.

7.3 Pflege als Wirtschaftsfaktor

Fast unbemerkt ist die professionelle Altenpflege zu einem wichtigen Wirtschaftszweig geworden. Nach einer Meldung der Frankfurter Allgemeinen Zeitung vom 26. März 1997 ist die Zahl des Pflege- und Verwaltungspersonals in den Jahren von 1993 bis 1996 um 27 Prozent auf 560.000 Beschäftigte gestiegen. Der Jahresumsatz der Altenpflege in Deutschland wird auf fast 30 Milliarden Mark geschätzt.

Die Zeitschrift „Capital" weiß in ihrer Dezember-Ausgabe 1996 zu berichten, daß sich die Wohlfahrtsverbände (vgl. Kapitel 2.4 dieses Buchs) längst zu einem gigantischen Wirtschaftszweig entwickelt haben. 70 Milliarden Mark Jahresumsatz wird dieser Branche zugeschrieben. Zweistellige Umsatzsteigerungen im Jahr seien nicht die Ausnahme. Und z.B. die Caritas beschäftige mit über 430.000 Mitarbeitern heute doppelt so viel Personal wie der Volkswagen-Konzern. Insgesamt liege die Zahl der hauptamtlichen Mitarbeiter der freien Wohlfahrtsverbände bei knapp einer Million Menschen.

An diesen Zahlen wird deutlich, wie „Pflege" zu einem volkswirtschaftlichen Faktor unserer sozialen Marktwirtschaft geworden ist. Die immer größer werdende Zahl ambulanter Pflegedienste ist ein weiteres Indiz (vgl. Kapitel 8.6). Aber auch in der stationären Pflege stehen die Pflegeeinrichtungen im Wettbewerb zueinander, deren Erfolg von den Gesetzen von Angebot und Nachfrage abhängt. Zum Beispiel bei der betriebswirtschaftlichen Organisation der Pflegeeinrichtung - schließlich leben 140.000 Menschen in Heimen mit privat-gewerblichen Trägern, die etwa als GmbH eine Gewinnerzielungsabsicht verfolgen. Dies soll aber nicht heißen, daß andere Heimträger etwa kein effizientes Kostenmanagement betreiben müssen, das bei der Kalkulation des Pflegesatzes eine wichtige Rolle spielt. Dazu gehört auch eine fachlich qualifizierte und professionelle Heimführung, die die Grundsätze und Instrumente moderner Mitarbeiterführung beherrscht. Schließlich gehören auch ein effizientes Marketing und eine glaubwürdige Öffentlichkeitsarbeit dazu - wie bei jedem anderen Wirtschaftsunternehmen auch.

Grundsätzlich ist gegen den Wettbewerb auch in diesem Sektor nichts zu sagen, wenn er zu den volkswirtschaftlich richtigen und erwünschten Ergebnissen führt. Das Problem ist aber, daß in der stationären Altenpflege trotz Pflegeversicherungsgesetz immer noch die meisten Bewohner von der Sozialhilfe finanziert werden müssen. Dies führt aber zu einer Wettbewerbsverzerrung zu Lasten der Einrichtungen, die eine hohe Quote sozialhilfeabhängiger Bewohner aufweisen. Diese sind kaum in der Lage, ihre Pflegesätze (ökonomisch gesehen der Preis ihres Dienstleistungsangebots) den Marktbedürfnissen entsprechend zu kalkulieren.

Viele Experten sehen sogar die Gefahr, daß die enge Abhängigkeit dieser Heime von Sozialämtern und Pflegekassen die Qualität der Pflege sinken lassen werden. Der Kostendruck in der Pflegeversicherung führe dazu, daß Pflegefachkräfte heute immer noch stark unterbezahlt seien - bei Schichtdienst und hohen persönlichen Belastungen. Durch unterbesetzte Stellenpläne komme es zu einer Betreuung der Pflegebedürftigen im vorgeschriebenen Minutentakt. Daß solche Ergebnisse auch volkswirtschaftlich nicht erwünscht sein können, versteht sich von selbst. Wie kommentierte zu dem Thema doch der Sprecher eines Pflegeverbandes so treffend: „Ohne Wirtschaftlichkeit läßt sich das System nicht halten, ohne Menschlichkeit läßt es sich nicht aushalten."

Ein sozialhilfeabhängiger Pflegebedürftiger kann im ökonomischen Sinn kein souveräner Konsument sein. Ziel aller Beteiligten muß es daher sein, die Sozialhilfeabhängigkeit weiter zu verringern. Die Marktwirtschaft funktioniert nur dann optimal, wenn die staatlich vorgegebenen Rahmenbedingungen stimmen. Ist es jedoch sinnvoll, daß die Pflegekassen (=Krankenkassen), die in heftigem Wettbewerb zueinander stehen, an der Verbesserung der Pflegequalität aus Wettbewerbsgesichtspunkten gar kein Interesse haben können? Grund: Eine Pflegekasse, die sich in diesem Bereich profiliert, wird für ältere und pflegebedürftige Menschen (versicherungsmathematisch „schlechte" Risiken) besonders attraktiv. Diese Zielgruppen möchte man trotz Finanzausgleich aber nicht so gerne ansprechen, da nur jüngere Versicherte wegen ihrer niedrigeren Krankheitsanfälligkeit und den damit verbundenen niedrigeren Ausgaben für die Kassen besonders interessant sind.

Dies soll natürlich nicht heißen, daß die Pflegekassen nichts für die Verbesserung der Qualität der Pflege tun. Nur: Es würde der unternehmerischen Logik aus Sicht der Kassen widersprechen. Wie gesagt: Nicht der Wettbewerb ist der Feind der Pflege, sondern die von der Politik festgelegten mangelhaften Rahmenbedingungen.

7.4 Verschiedene Pflegebegriffe

Die Vielfalt der Pflegebegriffe ist verwirrend und führt nicht selten zu Mißverständnissen. Die Begriffe häusliche, teilstationäre und stationäre Pflege werden in diesem Buch an anderer Stelle ausführlich dargelegt (vgl. Kapitel 4). Das gilt auch für den Begriff der ganzheitlichen Pflege (Kapitel 7.2).

Das klassische Vorbild der Pflege ist die Krankenpflege. Ihre tragenden Säulen sind die „Grundpflege" (Kapitel 7.4.1) und „Behandlungspflege" (Kapitel 7.4.2). Die Krankenpflege hat vier Hauptaufgaben:

- Gesundheit fördern,
- Krankheiten verhüten,
- Gesundheit wiederherstellen,
- Leiden lindern.

Die Altenpflege hat darüber hinaus die Aufgaben:

- Selbständigkeit und Eigenverantwortung erhalten und fördern,
- Zur Lebensbewältigung und -gestaltung beitragen,
- Beistand beim Sterben.

7.4.1 Grundpflege

Unter „Grundpflege" versteht der Gesetzgeber die benötigten Hilfen bei der Körperpflege, der Ernährung und der Mobilität (vgl. dazu Kapitel 4.9.1 dieses Buches). Die Grundpflege umfaßt also in erster Linie die Befriedigung der physiologischen Bedürfnisse (Durst, Hunger, Schlaf, Hygiene, Bewegung) des Pflegebedürftigen. Die Grundpflege wird in der Pflegewissenschaft allerdings noch um die Befriedigung der seelisch-geistigen und sozialen Bedürfnisse erweitert. Hierunter können beispielsweise emotionale Unterstützung wie Ermutigung, Kommunikation und seelischer Beistand verstanden werden. Diese soziale Komponente wird vom Gesetzgeber bei der Berechnung des Hilfebedarfs jedoch nicht berücksichtigt.

Der vom Gesetzgeber bestimmte Pflegebegriff wird in der Fachöffentlichkeit auch als „enger Pflegebegriff" bezeichnet. Kommen die oben erwähnten sozialen und seelisch-geistigen Komponenten hinzu, spricht man von einem „weiten Pflegebegriff".

7.4.2 Behandlungspflege

Die „Behandlungspflege" umfaßt die Maßnahmen, die durch Krankheit notwendig werden und die der Kranke selbst nicht ausführen kann. Es geht also hier im wesentlichen um Maßnahmen, die der Arzt selbst oder eine beauftragte Pflegekraft im Rahmen der ärztlichen Diagnostik oder Therapie durchführen. Beispiele sind das Verabreichen von Arzneimitteln, Injektionen oder die Versorgung von Wunden. Die medizinische Krankenpflege steht bei der Behandlungspflege im Vordergrund.

7.4.3 Aktivierende Pflege

Im Pflegeversicherungsgesetz ist auch von sogenannter aktivierender Pflege die Rede. Die Pflegebedürftigen sollen an Maßnahmen der aktivierenden Pflege mitwirken (§ 6 SGB

XI). Umgekehrt haben die Pflegeeinrichtungen eine humane und aktivierende Pflege zu gewährleisten (§ 11 SGB XI). Der Begriff der aktivierenden Pflege wurde sogar von dem Bundestagsausschuß für Arbeit und Sozialordnung dem ursprünglichen Regierungsentwurf ausdrücklich hinzugefügt.

Die Pflege soll sich also nicht darauf beschränken, die Pflegebedürftigen satt und sauber zu bekommen, sondern die Betroffenen sollen aktiv in die Pflege einbezogen werden, um den Willen und die Fähigkeit zur Selbsthilfe zu fördern. So weit es möglich ist, sollen vorhandene Kompetenzen des Pflegebedürftigen genutzt und weiter gefördert werden.

7.4.4 „Großer Pflegebegriff"

Unter dem „großen Pflegebegriff" versteht man den vom Gesetzgeber bestimmten Pflegeumfang bei der Tages- und Nachtpflege, Kurzzeitpflege und der vollstationären Pflege (vgl. Kapitel 4.15 bis 4.18 dieses Buchs): Diese Definition umfaßt die pflegebedingten Aufwendungen, die Aufwendungen der sozialen Betreuung (im Gegensatz zu oben - vgl. Kapitel 7.4.1) und die in der Pflegeeinrichtung notwendigen Leistungen der medizinischen Behandlungspflege.

7.4.5 Versorgende Pflege

Versorgende Pflege ist das Gegenteil zu aktivierender Pflege, bei der der Pflegebedürftige - so weit es ihm möglich ist - Verrichtungen selbst ausführen soll. Als versorgende Pflege kann die Pflege bezeichnet werden, die geleistet wird, obwohl der Pflegebedürftige bestimmte Verrichtungen selbst ausführen könnte. Dies geschieht im Interesse des Pflegebedürftigen, um etwa seine Kraft zu schonen. Beispiel: Von einem schwer herzkranken Patienten wird nicht verlangt (obwohl er dies leisten könnte), daß er komplett seine Körperpflege selbst übernimmt und sich selbständig anzieht, da er ansonsten zu geschwächt wäre, um z.B. in der Gemeinschaft Mittag zu essen. Der mögliche Nachteil der versorgenden Pflege liegt darin, daß der Pflegebedürftige unselbständig wird und immer mehr Hilfe in Anspruch nehmen will.

7.4.6 Gefährliche, angemessene und optimale Pflege

In der Fachliteratur werden zudem noch die Begriffe gefährliche, angemessene (oder sichere) und optimale Pflege unterschieden.

Bei der gefährlichen Pflege beachtet die Pflegeperson nicht die Folgen ihrer Pflegehandlungen. Dabei muß gefährliche Pflege nicht bewußt böswillig sein. Sie kann durchaus in gutem Glauben praktiziert werden. Beispiel: Die Pflegeperson kommt dem Wunsch des Pflegebedürftigen nach Bewegung nach und überfordert ihn dabei.

Bei der angemessenen Pflege werden persönliche Wünsche und Gewohnheiten des zu Pflegenden berücksichtigt, soweit dies der Pflegeplanung (z.B. des Pflegeheims) nicht zuwiderläuft.

Unter optimaler Pflege versteht man die Pflege, die - soweit es möglich ist - den Bedürfnissen und Erwartungen des Pflegebedürftigen entgegenkommt. Diese Art der Pflege kann eigentlich nur von Familienangehörigen geleistet werden. In Pflegeeinrichtungen wären die Pflegefachkräfte - z.B. aufgrund der aktuellen Personalsituation - wohl völlig überfordert.

8 Häusliche Pflege oder Heim?

8.1 Entscheidungshilfen

Dieses Kapitel soll Anhaltspunkte für die Entscheidung geben, ob die Pflege besser zu Hause oder in einem Heim (Altenwohnheim, Altenheim oder Pflegeheim - siehe Kapitel 2) erfolgen soll. Dies setzt selbstverständlich voraus, daß häusliche Pflege überhaupt möglich ist, daß also z.B. eine Pflegeperson zur Verfügung steht und die Wohnsituation des Pflegebedürftigen einer häuslichen Pflege nicht entgegensteht (vgl. hierzu Kapitel 4.18).

Wie in diesem Buch an anderen Stellen mehrfach erwähnt, ist es in der Regel für die Pflegebedürftigen aus vielerlei Gründen besser, so lange wie möglich in ihrer vertrauten Umgebung zu leben. Die Einweisung in ein Heim bedeutet in jedem Fall ein Verlust an Selbständigkeit und Selbstbestimmung, da man sich in einer Gemeinschaft bestimmten Regeln unterordnen muß. Von Vorteil ist es auf jeden Fall, wenn man sich früh genug über die Planung seines Alters Gedanken macht.

Die Vorstellung langer Gänge, eines eigenen kleinen Zimmers, das man schlimmstenfalls noch mit anderen teilen muß, und die enge Gemeinschaft mit Gleichaltrigen schreckt viele ab. Das gilt auch für die Abhängigkeit vom Heimpersonal und möglichen Reglementierungen im Bereich der eigenen Privatsphäre. Außerdem fühlt man sich von der Familie und Gesellschaft „abgeschoben". Dabei muß die Unterbringung in einem Heim für ältere Menschen gar keine schlechte Lösung darstellen. Denn viele dieser Vorstellungen sind heute auch in „normalen" Heimen - nicht mehr richtig. Und wer das nötige „Kleingeld" hat, kann gar den Lebensabend in einer hotelähnlichen Senioren-Residenz verbringen.

Auch wenn die häusliche Pflege viele Vorteile hat, sollte das Konfliktpotential nicht unterschätzt werden, das in der betroffenen Familie aufbrechen kann. Das gilt nicht nur für den Fall, in dem der Pflegebedürftige im Haushalt der pflegenden Angehörigen wohnt. Es kommt auch dann zum Tragen, wenn der Pflegebedürftige in seiner eigenen Wohnung von den Angehörigen versorgt wird. Denn in der Zeit, in der gepflegt wird, steht die Pflegeperson der Familie nicht mehr zur Verfügung. Von der Schwere der Pflegebedürftigkeit ist die Versorgung und die damit verbundene Zeit abhängig. Man darf hierbei aber nicht nur die Zeit der Hilfe für die notwendigen Verrichtungen des täglichen Lebens nach dem Pflegeversicherungsgesetz in Betracht ziehen. Nicht unterschätzen sollte man die Zeit für soziale Kontakte, Kommunikation und seelisch-geistige Unterstützung - vor allem dann, wenn die Pflege ernstgenommen wird. Auch diese Aspekte müssen in die Entscheidung „Häusliche Pflege oder Heim" einbezogen werden.

Letztendlich können die Betroffenen aufgrund der Einzelfallabhängigkeit ihre Entscheidung nur selbst sinnvoll treffen: Kann der Pflegebedürftige zu Hause adäquat versorgt werden? Hat die Pflegeperson die notwendige Zeit und Geduld zur Pflege? Können sich alle Beteiligten auf diese Situation positiv einstellen? Wird die Pflegeperson nicht überfordert?

In die Entscheidung einzubeziehen ist auch die Möglichkeit des Umzugs in eine Altenwohnanlage oder eine mehrgliedrigen Einrichtung, in der auch Pflege geleistet werden kann, wenn Bedarf besteht. Die Alternative muß also nicht „Häusliche Pflege oder Pflegeheim" lauten. Darüber hinaus kann auch die professionelle Hilfe eines ambulanten Pflegedienstes (Kapitel 8.6) in Anspruch genommen werden, damit die Familienangehörigen als Pflegepersonen entlastet werden können.

Bei der Entscheidung für das Heim passen sich immer die Menschen besser an die Heimsituation an und haben es damit insgesamt leichter, die die Dinge aus einer positiven Grundeinstellung heraus sehen, als die, die nur Negatives befürchten. Die Erfahrung zeigt, daß sich Alleinlebende, Frauen und

Personen mit starker sozialer Kontaktfähigkeit im Heim schneller und besser zurechtfinden.

Die Frage der Finanzierbarkeit eines Heimaufenthaltes wird bei der Entscheidung eine tragende Rolle spielen. Auf die Frage, welche Leistungen das Pflegeversicherungsgesetz bietet, ist bereits ausführlich eingegangen worden (Kapitel 4). Unter welchen Bedingungen die staatliche Sozialhilfe unterstützen kann, wird in Kapitel 9 behandelt.

8.2 Leben im Heim - früher und heute

In der Nachkriegszeit in Deutschland waren die unzureichenden Wohnverhältnisse und der zunehmende Platzbedarf der Kinder und Enkel die Hauptgründe der älteren Menschen, in ein Heim zu ziehen. Diese Heime wurden meist in ehemaligen öffentlichen Gebäuden eingerichtet, die entsprechend umgebaut wurden. In den fünfziger Jahren lag der Schwerpunkt der Altenpflege darin, den älteren Menschen einen Schlafplatz und Essen anzubieten. Mehrbettzimmer und einfachste sanitäre Einrichtungen bestimmten den Standard. Die Heimordnungen reglementierten den Tagesablauf der Heimbewohner und verhinderten deren individuelle Entfaltung. Auch fehlten Gemeinschaftsräume oder Freizeitangebote. Bis heute wirkt dieser schlechte Ruf der „Altersheime", denn in Alten- und Pflegeheime wurde damals noch nicht differenziert.

Dies änderte sich erst in den sechziger und siebziger Jahren. Als Pflegeziel wurde die Aktivierung und Rehabilitation älterer Menschen formuliert. Man begann mit dem Bau kombinierter Alten- und Altenpflegeheime, die auch Gemeinschaftsräume vorsahen. Nun zogen verstärkt hilfs- und pflegebedürftige Menschen in ein Heim. Neben dem schlechten Gesundheitszustand waren unzureichende Wohnverhältnisse und Einsamkeit die Hauptgründe für den Umzug in ein Heim. Die meisten Heimbewohner waren - noch bedingt durch die Kriegsfolgen - alleinstehende Frauen. Aber immer noch war die Übersiedlung in ein Heim negativ behaftet: als letzte Station des Lebens für Alte und Gebrechliche, die von ihrer Familie abgeschoben werden.

Erst 1975 trat das Heimgesetz in Kraft, das nicht nur konkrete Regelungen über bauliche Verordnungen festlegte (vgl. im einzelnen Kapitel 2 dieses Buchs), sondern auch die Rechte und den Umfang der Mitwirkung der Heimbewohner regelt. In den achtziger Jahren wurde die ambulante Altenhilfe gefördert, so daß die Nachfrage nach Altenheimplätzen zurückging. In dieser Zeit wurden mehrgliedrige Einrichtungen und reine Pflegeheime gebaut.

Auch heute werden überwiegend Pflegeheime gebaut. Zu Zielen der stationären Altenpflege wurden: Förderung der Selbständigkeit, aktivierende Pflege und Individualität der Wohnraumgestaltung. Die strikte Trennung zwischen Altenwohnheimen, Altenheimen und Pflegeheimen wurde häufig aufgehoben, um flexibler den Bedarf der Bewohner zu decken.

Nach Informationen des Hessischen Ministeriums für Frauen, Arbeit und Sozialordnung belegen neuere Untersuchungen den Zusammenhang zwischen der Lebenszufriedenheit von Heimbewohnern und ihrer Möglichkeit, Kontrolle über ihre unmittelbaren Lebenszusammenhänge auszuüben. Wer selbst bestimmen kann, wann er aufstehen, wann er was essen möchte, was er anziehen will, wann er Kontakt mit anderen Menschen haben will, ist zufriedener mit seinem Leben. Dies gilt nicht nur für rüstige alte Menschen, sondern auch für Pflegebedürftige.

8.3 Checkliste zur Auswahl des richtigen Heimes

Ist die Entscheidung für einen Heimaufenthalt des Pflegebedürftigen gefallen, stellt sich die Frage nach dem „richtigen" Heim. Welche Heimform gewählt wird, ist abhängig von der Hilfsbedürftigkeit des Betroffenen. Den Standort wird man sinnvollerweise dort wählen, wo der Pflegebedürftige bisher lebte bzw. dort, wo die Verwandten in der Nähe wohnen. Hier können aber auch gesundheitliche Gründe eine wichtige Rolle spielen: Für einen Erkrankten an den Atmungsorganen beispielsweise ist eher ein Standort an der See zu empfehlen als ein Heim in einer Großstadt.

Das in Frage kommende Heim sollte - wenn möglich - sowohl vom Pflegebedürftigen selbst als auch von den Familienangehörigen vorher besucht werden. Die Gespräche sollten aber nicht nur mit der Heimleitung geführt werden, sondern auch mit dem Pflegepersonal und möglichst vielen Bewohnern. Vielleicht läßt sich mit der Heimleitung ein Wohnen auf „Probe” vereinbaren.

Welche Kriterien der Heimauswahl es gibt, ist hier in einer Checkliste zusammengefaßt:

- Wie lange ist die voraussichtliche Wartezeit auf den Heimplatz?

- Wie steht es mit der Finanzierbarkeit des Heimplatzes? Wieviel zahlt die Pflegekasse bzw. Sozialamt oder reicht die Rente? (siehe auch Kapitel 9)

- Wie ist die Verkehrslage des Heimes (Busanbindung, Nähe zu Geschäften, Bank etc.)?

- Wie groß ist das Zimmer (Einbett- oder Mehrbettzimmer)?

- Können eigene Möbel mitgebracht werden?

- Wie oft gibt es Umbelegungen und aus welchem Grund?

- Sind die Zimmer in gutem Zustand?

- Wie sieht der organisatorische Tagesablauf aus? Sind hier genug Freiräume für den Pflegebedürftigen? Gibt es z.B. für das Aufstehen oder für die Einnahme der Mahlzeiten feste Regeln?

- Wie ist das Ernährungsangebot? Ist Diätkost oder vegetarische Kost möglich?

- Wie hoch sind die Sonderzahlungen (z.B. für Getränke, besondere Ernährung)?

- Wie oft werden die Betten frisch überzogen?

- Stehen genügend ausgebildete Pflegekräfte zur Verfügung?

- Wie ist die Atmosphäre und das Betriebsklima bei dem Pflegepersonal?

- Ist das Pflegepersonal freundlich, geduldig, offen, autoritär, abweisend, herablassend?

- Wie ist die nächtliche Betreuung organisiert?

- Sind die Heimbewohner ordentlich gekleidet, frisiert usw.?

- Sitzen sie teilnahmslos herum, oder sind sie beschäftigt?

- Werden den Bewohnern regelmäßig Schlafmittel verabreicht?

- Wie sieht es mit der medizinischen Versorgung aus? Gibt es für bestimmte Krankheiten Fachärzte? Werden spezielle Therapien angeboten?

- Gibt es Freizeit- und Sport-/Gymnastikangebote?

- Gibt es auch Rehabilitationsangebote (Krankengymnastik, Beschäftigungstherapie, Massagen etc.)?

- Gibt es genügend Gemeinschaftsräume?

- Handelt es sich um ein konfessionell ausgerichtetes Heim? Entspricht die eigene Lebensführung dieser religiösen Grundausrichtung des Heimes?

- Kann man Haustiere halten?

- Gibt es einen Heimbeirat, der die Interessen der Bewohner wahrnimmt?

- Gibt es in dem Heim jemanden, der Sterbende betreut?

- Welche beiderseitigen Kündigungsmöglichkeiten sieht der Heimvertrag vor?

8.4 Alltag in einem Alten- oder Pflegeheim

Im folgenden soll bei der Beschreibung eines typischen Tagesablaufs in einem Alten- oder Pflegeheim zwischen den beiden Heimformen nicht weiter differenziert werden. Sowohl in einem Alten- als auch in einem Pflegeheim ist eine Selbstversorgung und eigene Haushaltsführung nicht vorgesehen (vgl. Kapitel 2.3).

Grundsätzlich gilt: Je stärker die Bewohner eines Pflegeheims chronisch krank sind und schwer- oder gar schwerstpflegebedürftig sind, um so mehr ist der Tagesablauf in einem solchen Heim auf die optimale körperliche und medizinische Pflege ausgerichtet. Sind die Pflegebedürftigen darüber hinaus bettlägerig, gibt es für sie in diesem Sinn keinen erwähnenswerten Tagesablauf. Um so höher ist aber auch die Abhängigkeit von den Pflegekräften, die ein hohes Konfliktpotential beinhaltet. Jedoch müssen sich nicht nur die Heimbewohner dem Reglement im Heim unterordnen, sondern auch die Pflegekräfte selbst.

Auf die Frage „Wenn Sie an den Tagesablauf denken, was fällt Ihnen so ein?“ hier die typische Antwort eines Heimbewohners: „Frühstück, Mittagessen, Abendessen." Diese Aussage belegt, daß der Tagesablauf in einem Heim zunächst von den organisatorischen Notwendigkeiten meist fest vorgegebener Essenszeiten strukturiert ist.

Ein typischer Ablauf im Heim:

- 6.00 Uhr: Wecken der Bewohner
- 7.00 Uhr - 7.30 Uhr: Frühstück
- 11.30 Uhr: Mittagessen
- ab 12 Uhr: Mittagsschlaf
- 14.00-14.30: Kaffee und Kuchen
- 17.30: Abendessen
- ab 19 Uhr: Nachtruhe

Der Tagesablauf in einem Alten- und Pflegeheim läuft immer nach dem gleichen Muster ab: Nach dem Wecken werden die Heimbewohner gewaschen, soweit sie nicht mehr selbst dazu in der Lage sind. Danach erfolgt das Ankleiden des Pflegebedürftigen - soweit es geht unter seiner Mithilfe -, wenn er nicht bettlägerig ist. Vor oder nach dem Frühstück hilft die Pflegekraft bei dem Gang zur Toilette bzw. beim Setzen auf den Toilettenstuhl oder auf die Bettschüssel. Möglicherweise müssen dann medizinisch notwendige Pflegemaßnahmen (dazu gehört auch das Verabreichen verschriebener Medikamente) oder krankengymnastische Übungen durchgeführt werden. Nach dem Mittagessen halten die Pflegebedürftigen im Normalfall einen Mittagsschlaf, der zum anschließenden Kaffeetrinken beendet wird. Und dann ist bald schon wieder Zeit für das Abendessen und die anschließende Nachtruhe. Etwas Abwechslung in den Tagesablauf bringt das Baden oder Duschen des Pflegebedürftigen, seine Maniküre oder Pediküre.

Das reibungslose Funktionieren des Dienstbetriebs hat hier offensichtlich Vorrang vor den Bedürfnissen der Heimbewohner. Für diesen heimtypischen Tagesablauf sind allein arbeitsorganisatorische Gründe maßgeblich und nicht der natürliche

Lebensrhythmus des Heimbewohners. Gerade am Abend kann nämlich das frühe Zu-Bett-gehen zu Schlaflosigkeit, Monotonie und Langeweile führen. In manchen Heimen soll dieser Lebensrhythmus möglicherweise mit dem Verabreichen von Schlafmitteln dem Heimreglement angepaßt werden. Da Mehrbett- und nicht Einbettzimmer die Regel in einem Alten- oder Pflegeheim sind, kommt es außerdem nicht selten zu Konflikten zwischen den Zimmerbewohnern um die Zeiten der Nachtruhe. Die Heime verweisen jedoch meist auf Sachzwänge, die einen solchen Tagesablauf unumgänglich machen würden.

Ein stark pflegebedürftiger bzw. gehbehinderter Heimbewohner kann sein Bett oder Zimmer meist nur mit Hilfe des Pflegepersonals verlassen. Der Lebensraum eines solchen Heimbewohners ist somit äußerst eingeschränkt. Hier tritt das Problem der Monotonie und Langeweile im Tagesablauf in verstärktem Maße auf. Ein weiteres Problem kommt hinzu, wenn für die natürlichen Bedürfnisse des Ausscheidens Hilfe seitens des Pflegepersonals (z.B. durch das Setzen auf den Toilettenstuhl) benötigt wird. Besonders in den Pausen oder in der Nacht werden diesbezügliche Störungen von den Pflegekräften als nicht notwendig erachtet. Unter Umständen wird absichtliche Böswilligkeit unterstellt, auch wenn es sich lediglich um normale physiologische Bedürfnisse handelt. Hier zeigt sich die eben erwähnte Priorität arbeitsorganisatorischer Gründe vor dem natürlichen Lebensrhythmus der Heimbewohner besonders deutlich. Dazu kommt das Gefühl für den Pflegebedürftigen, sich durch den Hilfebedarf bei persönlichen Bedürfnissen ausgeliefert zu fühlen und auf die Launen der Pflegekräfte angewiesen zu sein.

Verschärft wird die Situation im Heim dadurch, daß die Bewohner auf ihre Privatsphäre weitgehend verzichten müssen. Der Pflegebedürftige wird im Beisein der Mitbewohner gewaschen oder vom Arzt untersucht; auch seinen Besuch erhält er in Gegenwart der Mitbewohner. Die Unterhaltung mit Angehörigen oder Freunden ist dann nicht mehr privat. Alle

Lebensbereiche finden im gleichen Raum unter steter Kontrolle statt. Das Selbstbestimmungsrecht des Heimbewohners ist somit stark eingeschränkt. Dazu kommt das Gefühl der Einsamkeit und des Verlassenseins. Das Läuten nach den Pflegekräften zu „unpassender“ Zeit aus scheinbar nichtigen Gründen ist vielleicht nur ein Ausdruck dafür: Ein Hilfeschrei oder eine Bitte um Trost und Ermutigung.

Umgekehrt ist der Tagesablauf auch für die Pflegekräfte schematisiert, um das Arbeitspensum zu erfüllen. Dazu kommt eine hohe persönliche Belastung, die sich beispielsweise in der hohen Fluktuation des Pflegepersonals im Vergleich zu anderen Berufen widerspiegelt. Pflegekräfte im Heim betonen immer wieder, daß alle Tätigkeiten unter Zeitdruck vollzogen werden müssen. In diesem Sinn bestimmt auch bei ihnen Routine und Monotonie den Arbeitsalltag im Heim. Dieser Umstand belastet die Pflegekräfte, da sie sich nicht in gewünschtem Maße um einzelne pflegebedürftige Menschen kümmern können. Dies führt zur Frustration bei der Arbeit. Dabei ist der Pflegeberuf deshalb für viele so attraktiv, da man den Menschen helfen möchte und auf sie und ihre Bedürfnisse eingehen will. Eine Arbeitsorganisation, die eher „Pflege am Fließband produzieren“ muß, steht dem diametral entgegen. Viele Pflegekräfte wollen mehr, als die Heimbewohner satt und sauber und die Zimmer aufgeräumt und ordentlich zu halten. Und dazu kommt möglicherweise der Druck der Vorgesetzten und Arbeitskollegen, die das Unterhalten mit den Pflegebedürftigen als Drückebergerei vor der „eigentlichen“ Arbeit interpretieren.

Die Pflegekräfte können selbst auch zu „Opfern“ der Pflegebedürftigen werden, wenn letztere versuchen, die Arbeit der Pflegekräfte zu sabotieren oder die Arbeitszeit durch langsames oder störrisches Verhalten zu ihren Gunsten auszudehnen. Schreien, trotziges Verhalten, wiederholtes Klingeln nach den Pflegern, Kratzen und sonstige aggressive Verhaltensweisen der Heimbewohner - auch dies kann im Verhältnis zwischen Pflegebedürftigen und Pflegepersonal vorkommen. Keinesfalls sollte die Pflegekraft mit Gegenaggressionen, sondern differenziert und problembezogen reagieren, um die Ursachen eines solchen Verhaltens zu erkennen und diese - wenn es geht - abzustellen.

In dieser Form ausgetragene Konflikte sind allerdings eher die Ausnahme als die Regel. Gleichwohl begünstigt der beschriebene starre Tagesablauf in einem Heim die Konfliktbereitschaft zwischen Pflegekräften und Pflegebedürftigen. Je großzügiger ein Heim den Organisationsablauf im Rahmen des Machbaren interpretiert, je abwechslungsreicher der Tagesablauf ist, desto wohler und besser aufgehoben fühlen sich die Heimbewohner. Dies wird mit Sicherheit einen positiven Einfluß auf die gesamte zwischenmenschliche Atmosphäre im Heim haben.

Das Pflegeziel einer Reaktivierung der körperlichen Kräfte ist wichtig, muß aber um die Aktivierung der seelisch-geistigen Kräfte ergänzt werden. Dabei ist auch Kreativität gefragt, um einen sicherlich aus organisatorischen Gründen zumindest punktuell vorgegebenen Tagesablauf für die Betroffenen abwechslungsreich zu gestalten.

8.5 Pflege zu Hause

Wer sich für die Pflege zu Hause entscheidet, muß viele organisatorische Entscheidungen treffen. Die Anforderungen sind je nach Art der pflegebegründenden Erkrankung (vgl. Kapitel 6) unterschiedlich hoch. In diesem Kapitel geht es um die Frage, worauf man bei der häuslichen Pflege achten muß.

8.5.1 Psychosoziale Faktoren

Die Pflegeperson und die Familienangehörigen müssen sich zunächst des bereits in Kapitel 8.1 angesprochenen Konfliktpotentials bewußt sein, das bei der häuslichen Pflege vorhanden ist. Von einer häuslichen Pflege unbedingt abzuraten ist, wenn sie nur aus finanziellen Gesichtspunkten oder aufgrund des äußeren sozialen Drucks der Gesellschaft angenommen wird. Voraussetzung ist vielmehr eine starke innere Motivation zur Pflege, die allen möglichen Problemen standhalten kann. Dazu muß natürlich auch eine starke physische Konstitution der Pflegeperson kommen, zum Beispiel, wenn der Pflegebedürftige bei Bettlägerigkeit gehoben werden muß.

Trotz einer starken inneren Motivation der Pflegeperson kann es mit dem Pflegebedürftigen zu Konflikten kommen - auch dann, wenn Eltern und Kinder zuvor bei räumlicher Trennung in separaten Haushalten in mehr oder weniger gutem Einvernehmen gelebt haben. Durch die häusliche Pflege kann sich nunmehr keine Partei mehr der anderen entziehen. Es können lang zurückliegende und kaum ausgelebte Konflikte und Differenzen nun zum Vorschein kommen. Die Enge und Intensität der Pflegebeziehung kann zu einem enormen emotionalen Druck führen, der in Aggressionen umschlagen kann.

Geht man von der „normalen“ Pflegesituation aus, dann heißt das, daß die Kinder (in aller Regel die Tochter) die Eltern oder Schwiegereltern pflegen. In der Regel wird die Pflegeleistung alleine von der Tochter, Schwiegertochter oder Ehefrau erbracht.

Eltern, die pflegebedürftig werden, müssen einen Rollentausch mit ihren Kindern erleben. Während sie früher ihre Kinder versorgten und wickelten, müssen sie dies nun von ihren Kindern entgegennehmen. Allerdings wird dieses Erleben nicht mehr unbewußt wie bei einem Kleinkind wahrgenommen, sondern in dem vollen Bewußtsein eines erwachsenen Menschen. Mit diesem Rollentausch ist natürlich ein Autoritätsabbau des pflegebedürftigen Elternteils verbunden, mit dem sich nicht alle Eltern ohne weiteres abfinden können. Die Eltern müssen aber mit dem Erleben und Verarbeiten ihrer Pflegebedürftigkeit und dem damit verbundenen Verlust an Gesundheit und Leistungsfähigkeit ihre neue Rolle akzeptieren. Aber auch für die Kinder ist es sicher nicht einfach, den physischen und psychischen Verfall der Eltern zu erleben und deshalb die Führungsrolle in dieser Beziehung übernehmen zu müssen.

Für die Kinder bedeutet die Aufnahme des pflegebedürftigen Elternteils, daß der Lebensraum der eigenen Familie eingeschränkt wird. Als erstes stellt sich für die Pflegeperson die Frage, ob und inwieweit Beruf und Pflege miteinander vereinbar sind. Nur in den wenigsten Fällen wird hier eine ideale Lösung gefunden werden, etwa dann, wenn Teilzeitarbeit möglich ist und für diese Zeit eine Ersatzpflege organisiert werden kann. Die Unterstützung aus der Familie oder etwa aus der Nachbarschaft muß aber auch dann gewährleistet sein, wenn die Pflegeperson nicht berufstätig ist.

Die Pflegesituation tritt für die Pflegepersonen meistens dann ein, wenn die Zeit der eigenen Kinderbetreuung abgeschlossen ist und die Kinder aus dem Haus sind. Man hat sich auf einen ruhigen Lebensabschnitt der Verwirklichung eigener Interessen eingestellt. Kommt es aber nun zu einem Pflegefall in der Familie, müssen sowohl die Pflegeperson als auch die Familienangehörigen bereit sein, auf Freizeitansprüche (längere Urlaube, Hobbys etc.) ganz zu verzichten oder zumindest zurückzustellen. Dann verschiebt sich im Lebensverlauf die Perspektive des Lebensabschnitts der Selbstverwirklichung weiter nach hinten - möglicherweise so weit, daß die Realisierung aus Gesundheitsgründen nicht mehr möglich sein wird oder die Pflegeperson selbst an der Stufe der eigenen Pflegebedürftigkeit steht. Über diese Situation sollte man sich als Pflegeperson bewußt sein. Wird sie aber dem Pflegebedürftigen als Vorwurf vermittelt, werden dort Schuldgefühle die Folge sein. Die Pflegesituation wird sich dann weiter verschärfen und zunehmend belastend für beide Teile.

Besonders wichtig für die Pflegeperson ist es daher, die Grenzen der eigenen Belastbarkeit zu „er-leben“ und zu erkennen. Bevor es über diese Grenzen hinausgeht, muß die Pflegeperson ein Stoppsignal geben. Es muß ihr dann auch möglich sein, ohne schlechtes Gewissen etwas für sich tun zu dürfen, denn es ist niemandem - zuletzt dem Pflegebedürftigen - geholfen, wenn diese Überforderung zu Krankheiten führt. Die Pflege muß dann am besten für eine kurze Zeit von anderen, z.B. von einem ambulanten Dienst der häuslichen Krankenpflege (vgl. Kapitel 8.6), übernommen werden. Voraussetzung ist auch hier die Unterstützung seitens der Familie. Nur dann ist man auch psychisch in der Lage, die Pflege über einen längeren Zeitraum durchzuhalten.

Die Inanspruchnahme der Pflegeperson durch die Pflege führt zu einer Einschränkung sozialer Kontakte zu Freunden, Verwandten oder Nachbarn. Nicht selten kommt es durch die Pflegetätigkeit und den damit verbundenen Belastungen auch zu Konflikten zwischen den Ehepartnern, da die Pflegeperson der Familie nur noch eingeschränkt zur Verfügung steht. In einer Untersuchung zu diesem Thema gaben ein Drittel der Pflegepersonen an, ihre psychische und gesundheitliche Belastung sei durchweg stark, die Hälfte der Pflegepersonen schätzte sie „mal stärker, mal schwächer“ ein, und nur ein Fünftel der Pflegepersonen schätzte ihre eigene Belastung als gering ein.

Der Pflege in der Familie ist dann eine Grenze gesetzt, wenn die Pflegebereitschaft nicht mehr vorhanden ist. Studien belegen, daß mit zunehmender Pflegeintensität die Pflegewilligkeit abnimmt. Der Umfang und die zu erwartende Dauer der Pflegeaufgabe hat auf die Pflegebereitschaft einen entscheidenden Einfluß. Unter anderem konnte in Untersuchungen festgestellt werden, daß z.B. bei psychischen Erkrankungen des Pflegebedürftigen die Bereitschaft zur Pflege relativ gering ist.

Alle beschriebenen Konflikte können ausgelebt und überwunden werden, wenn die Pflegeperson wirklich zur Pflege motiviert ist und die Unterstützung der Familie erhält. Auch soziale Dienste können Konflikteskalationen verhindern helfen. Es soll mit diesen Ausführungen keinesfalls von der häuslichen

Pflege abgeraten werden; den damit verbundenen Schwierigkeiten sollte man aber bewußt begegnen können. Auch wenn die Pflegeperson dem Ideal individueller Selbstverwirklichung während der Dauer der Pflege nicht näherkommen wird, kann die Pflege - zumal der eigenen Familienangehörigen - als eine tiefe innere Genugtuung und psychische Zufriedenheit erlebt werden.

8.5.2 Hilfe zur Selbsthilfe

Das richtige Maß an Pflege und Betreuung zu finden, ist oft nicht ganz einfach. Zu wenig Pflege kann heißen, daß der Pflegebedürftige für längere Zeit unbeaufsichtigt gelassen wird oder schon wegen geringer Beschwerden ins Bett gelegt wird. Dies kann dazu führen, daß sich der Zustand des Pflegebedürftigen weiter verschlechtert. Aber auch zuviel Pflege kann negative Auswirkungen haben. Der Pflegebedürftige wird rund um die Uhr bedient, selbst wenn er einzelne Tätigkeiten noch übernehmen könnte. Dadurch wird der Pflegebedürftige lethargisch, träge und unselbständig.

Hier ist das richtige Gleichgewicht zu finden. Die Verrichtungen, die der Pflegebedürftige noch selbständig ausführen kann, dürfen ihm nicht abgenommen werden. Die Hilfe darf nur dort geleistet werden, wo sie wirklich notwendig ist. Im Sinne einer aktivierenden Pflege (vgl. Kapitel 7.4.3) sollen die vorhandenen Kompetenzen des Pflegebedürftigen genutzt und gefördert werden (Hilfe zur Selbsthilfe). Pflegehilfsmittel spielen hier eine wichtige Rolle. Zum Beispiel ein Toilettenaufsatz, der dem Pflegebedürftigen die selbständige Nutzung der Toilette ermöglicht, die sonst nur mit Hilfe Dritter möglich gewesen wäre. Je mehr Selbständigkeit der Pflegebedürftige bei den Verrichtungen des täglichen Lebens erlangt, um so besser ist dies für sein Selbstwertgefühl.

Die Sanitätshäuser bieten mittlerweile vielfältige Hilfsmittel für die Bewältigung der Verrichtungen des täglichen Lebens an. Zum Beispiel Anziehhilfen, Gehhilfen oder Eßhilfen wie etwa rutschfestes Geschirr. Die Pflegepersonen sollten prüfen, ob die Kosten der Pflegehilfsmittel (vgl. Kapitel 4.14.6) von den Pflegekassen übernommen werden können.

Pflege bedeutet weit mehr als die Befriedigung der Grundbedürfnisse des Pflegebedürftigen wie Essen, Trinken, Wärme oder Schlafen. Saubere Kleidung und Bettwäsche gehören ebenso dazu wie die persönliche Körperpflege. Behinderungen oder erkrankungsbedingte Defizite erfordern besondere Aufwendungen, um diese auszugleichen. In Fällen von geistiger Verwirrung oder Demenz (Kapitel 6.2.1) muß der Pflegebedürftige beispielsweise nahezu ständig unter Aufsicht sein, um eine Selbst- oder Fremdgefährdung auszuschließen.

Zur Pflege gehört aber darüber hinaus die Aktivierung der geistigen Fähigkeiten des Pflegebedürftigen. Das seelisch-emotionale und das kommunikative Element darf nicht verkümmern. Wenn es die Situation zuläßt, sollte man gemeinsame Spaziergänge und Ausflüge unternehmen, um das Krankenzimmer zu verlassen und andere Eindrücke zu bekommen. Auch der Besuch von Freunden, Nachbarn und Bekannten ist wichtig. Schließlich kann ein Haustier dem Pflegebedürftigen das Gefühl geben, gebraucht zu werden (vgl. Kapitel 12).

8.5.3 Organisation der häuslichen Pflege

Zunächst sollten die Pflegepersonen mit Hilfe des behandelnden Arztes oder des Medizinischen Dienstes (Kapitel 5.1) klären, wie hoch der Aufwand an häuslicher Pflege sein wird. Dies ist vom Einzelfall bzw. der pflegebegründenden Erkrankung (vgl. Kapitel 6) abhängig. Hilfreich ist eine genaue Information über das Krankheitsbild und deren Prognose. Auch die benötigten Pflegehilfsmittel bestimmen sich danach.

Der Antrag auf Pflegebedürftigkeit sollte bei der zuständigen Pflegekasse gestellt werden; nach Feststellung der Pflegebedürftigkeit durch den Medizinischen Dienst muß eine Entscheidung zwischen dem Bezug von Pflegesachleistungen, Pflegegeld oder der Kombinationsleistung getroffen werden (Kapitel 4.14). Ebenfalls bei der Pflegekasse können die Pflegepersonen ihre Leistungen zur Sozialversicherung beantragen (Kapitel 4.12). Für behinderte bzw. blinde Menschen gibt es eine zusätzliche finanzielle Unterstützung, über die man sich beim zuständigen örtlichen Sozialamt oder bei den Versorgungsämtern informieren kann.

Wenn keine Pflegebedürftigkeit im Sinne des Pflegeversicherungsgesetzes vorliegt, kann möglicherweise ein Antrag auf Leistungen der häuslichen Krankenpflege bei der zuständigen Krankenkasse erfolgreich sein. Die häusliche Krankenpflege umfaßt die Grund- und Behandlungspflege sowie die hauswirtschaftliche Versorgung für einen Zeitraum von bis zu vier Wochen; ein längerer Zeitraum kann dann bewilligt werden, wenn die Notwendigkeit vom Medizinischen Dienst festgestellt wird. Voraussetzung für das Gewähren dieser Leistung ist, daß ein Krankenhausaufenthalt durch die häusliche Pflege vermieden werden kann. Häusliche Krankenpflege kann außerdem nur nach vertragsärztlicher Verordnung gewährt werden.

Sehr wichtig für die häusliche Pflege ist das Erlernen von Fachwissen, z.B. in den Pflegekursen der Pflegekassen für ehrenamtliche Pflegepersonen. Aber auch die Freien Wohlfahrtsverbände (z.B. in einem Schwesternhelferinnen-Kurs) oder Volkshochschulen bieten solche Kurse mit der Vermittlung von Grundwissen der Krankenpflege an.

Meistens halten die Pflegekassen eine Liste der mit ihnen vertraglich gebundenen ambulanten Pflegedienste bzw. von Kurzzeit-Pflegeeinrichtungen in der Region bereit. Auch die Freien Wohlfahrtsverbände (Adressen in Kapitel 13) können mit diesbezüglichen Informationen weiterhelfen. Dabei sollte man sich auch über patientenorientierte Selbsthilfegruppen informieren. Mit dem Hausarzt sollten außerdem regelmäßige Hausbesuche vereinbart werden.

Alle von der häuslichen Pflege Betroffenen sollten sich über die zu leistenden Pflegeaufgaben klarwerden und mögliche Entlastungen der Pflegeperson einbeziehen. Auch andere Verwandte sollten auf Mithilfe bei der Pflege angesprochen werden. Die Entlastung kann zudem durch Nachbarn erfolgen, die z.B. Einkäufe erledigen oder durch Schüler, die dem Pflegebedürftigen nachmittags aus Büchern vorlesen. Man sollte auch versuchen, dem Pflegebedürftigen bestimmte Aufgaben (leichte Tätigkeiten im Haushalt) zu geben, damit er das Gefühl bekommt, noch gebraucht zu werden.

8.5.4 Das Krankenzimmer

Zur Organisation der häuslichen Pflege gehört auch das Krankenzimmer und deren Einrichtung. Möglicherweise muß die Wohnung aufgrund einer Behinderung des Pflegebedürftigen umgebaut werden (vgl. Kapitel 4.14.7). Das Krankenzimmer sollte mindestens 12 Quadratmeter groß sein, hell sein und möglichst lärmgeschützt, aber nicht abgelegen sein. Der Pflegebedürftige soll nicht das Gefühl haben, daß er in das abgelegenste Zimmer „abgeschoben“ wird, ohne daß er am Familiengeschehen teilnehmen kann. Besonders angenehm ist ein seitlicher Lichteinfall, wenn der Pflegebedürftige im Bett liegt.

Bad und Toilette müssen - möglichst ohne Treppen - erreichbar sein. Noch besser wäre eine Waschgelegenheit im Zimmer, die am besten seitlich mit Haltegriffen ergänzt sein soll. Ist der Pflegebedürftige auf den Rollstuhl angewiesen, muß entsprechender Platz im Zimmer - auch zum Beispiel unter dem Waschbecken - vorhanden sein. Die Pflegeperson sollte - auch nachts - in der Nähe sein, um bei Bedarf schnell Hilfe leisten zu können. Eine Klingel auf dem Nachttisch des Pflegebedürftigen ist unter Umständen sinnvoll, kann jedoch für die Pflegeperson bei Verwirrtheits- oder Demenzzuständen des Pflegebedürftigen zur ständigen Qual werden.

Bei der Einrichtung des Zimmers sollte darauf geachtet werden, daß man leicht um das Bett herumgehen kann. Der Nachttisch sollte Rollen haben und genügend groß sein. Türen bzw. Schubladen müssen sich leicht öffnen lassen. Zu empfehlen ist ein im Nachttisch integrierter ausklappbarer Eßtisch. Auch Tisch und Stühle gehören in das Krankenzimmer. Damit sich der Pflegebedürftige leicht wieder erheben kann, sollte sein Stuhl feste Rücken- und Seitenlehnen aufweisen und die Sitzhöhe nicht zu tief sein. Der Tisch muß stabil und rutschfest sein, damit er sich bei einem notwendigen Aufstützen nicht verschiebt und der Pflegebedürftige nicht das Gleichgewicht verliert und stürzt. Auch Teppiche und Bettvorleger sollten rutschfest sein; noch besser sind aber glatte Böden, die sich leicht reinigen und desinfizieren lassen. Entsprechende Schränke für die Wäsche und Kleidung sollten ebenfalls im Krankenzimmer vorhanden sein. Besonders wichtig sind auch sichtbare persönliche Gegenstände und Andenken des Pflegebedürftigen, damit er sich zu Hause fühlt.

Fernsehen, Radio, Video- und Audiogeräte, Bücher, Zeitschriften und Zeitungen können für den Pflegebedürftigen ein wichtiges Tor zur Außenwelt sein, wenn er diese Unterhaltungsmedien nutzen kann. Ist der Pflegebedürftige bettlägerig, sollte mindestens zweimal täglich das Zimmer gelüftet werden. Dabei sollte aber Zugluft vermieden werden.

8.5.5 Das richtige Krankenbett

Das Krankenbett sollte in der Höhe verstellbar sein. Denn insbesondere das dauernde Bücken der Pflegekraft kann zu Rückenschmerzen und langfristig sogar zu bleibenden Schäden bis hin zum Bandscheibenvorfall führen. Die optimale Höhe für die Durchführung der Pflegemaßnahmen ist aber nicht unbedingt mit der Höhe identisch, zu der der Pflegebedürftige am leichtesten in das Bett einsteigt bzw. das Bett verläßt. Auch das Kopfteil sollte separat im Kippwinkel verstellbar sein, so daß sich der Pflegebedürftige problemlos aufrichten kann. Das wiederholte Aufsitzen ist für bettlägerige Menschen sehr wichtig, um Atmung und Durchblutung zu fördern. Hilfreich kann hier auch eine Aufrichthilfe über dem Bett sein.

Bettgitter können dem Pflegebedürftigen mehr Sicherheit bei der Bewegung geben. Ist der Patient verwirrt, sollte man darauf achten, daß der Patient nicht herausfallen kann. Nachts sollte man das Bett dann an eine Wand schieben.

Für die Bettwäsche gilt: Sie muß kochfest sein. Spannbettücher sind zu empfehlen, um Falten und damit Druckstellen beim Pflegebedürftigen zu vermeiden. Die Bettdecke sollte nicht zu schwer sein und leicht zu reinigen sein.

8.5.6 Richtiges Betten und Lagern

Das Bettenmachen und Wechseln der Bettwäsche ist dann problemlos, wenn der Pflegebedürftige noch fähig ist, sein Bett zu verlassen. Ist er selbst dazu nicht mehr in der Lage, kann ihn die Pflegeperson während des Bettens auf einen Stuhl setzen. Dies geht am besten, wenn der Stuhl an das Bett herangestellt wird, das Bett in Richtung Stuhlhöhe verstellt wird und sich der Kranke danach an den Bettrand setzt. Nachdem dem Patienten Schuhe angezogen wurden, umfaßt ihn die Pflegeperson unter den Armen und setzt ihn auf den danebenstehenden Stuhl.

Ist der Patient auch dazu nicht mehr in der Lage und bettlägerig, sollten am besten zwei Personen die Bettwäsche wechseln. Vor dem Wechseln sollte man dem Patienten noch einmal die Bettpfanne geben. Nachdem das Bett auf die richtige Arbeitshöhe eingestellt ist, werden Kissen und Bettdecken entfernt und zum Beispiel auf einen Stuhl gelegt. Das Bettuch wird an allen Enden gelöst und der Pflegebedürftige vorsichtig zur anderen Seite des Bettes gerollt. Er wird dazu nur an der Schulter und am Hüftgelenk angefaßt. Die zweite Person sollte dort stehen und den Patienten festhalten.

Ist die Pflegeperson alleine, sollte man auf eine stabile Seitenlage des Patienten achten und ihn zu sich hin rollen. Das alte Bettuch wird dann bis zum Rücken des Patienten aufgerollt. Das frische Tuch wird an der Matratze befestigt und ebenfalls bis zum Rücken des Patienten gerollt. Jetzt wird der Patient auf die andere Seite gerollt und das Bettuch auf der anderen Seite befestigt. Wenn dazu die Pflegeperson auf die andere Seite des Bettes herumgehen muß, ist die stabile Lage des Patienten äußerst wichtig, damit er nicht aus dem Bett fällt.

Es gibt auch Geräte (Lifter) auf dem Markt, mit deren Hilfe eine Pflegeperson ohne Kraftaufwand den Patienten aus dem Bett heben kann. Gefährdete Körperstellen bei Bettlägerigen können mit Hilfe von Fußstützen, Knie- oder Fersenrollen entlastet werden. Um ein Wundliegen (Dekubitus) zu vermeiden, ist neben der regelmäßigen Körperpflege ein drei- bis viermal tägliches Umbetten ratsam.

Die richtige Lagerung des bettlägerigen Pflegebedürftigen ist ebenso wichtig, um Wundliegen, Druckgeschwüre, Thrombosen, Muskel- oder Gelenkversteifungen zu vermeiden. Alle Bettlägerigen sind druckgefährdet, wenn sie nicht mehr in der Lage sind, aus eigener Kraft ihre Körperstellung zu verändern.

Druckgeschwüre können entstehen, wenn die Haut durch den Druck zwischen der Unterlage und dem Körper nicht mehr richtig durchblutet wird, weil die Blutgefäße in der Haut und dem darunterliegenden Gewebe zusammengedrückt werden. Dann kommt es zu Schädigungen der Gewebszellen, da zu wenig Nährstoffe und Sauerstoff zu ihnen transportiert werden können. Zunächst erscheint ein weißer Aufliegefleck, später ein roter Fleck mit leichter Schwellung. Kommt es beim Patienten dann nicht zu einer Umlagerung, bilden sich Blasen im Bereich der Hautrötung. Wenn diese Blase platzt, besteht Entzündungsgefahr, da jetzt Krankheitskeime in die Wunde eindringen können. Wird dann immer noch nicht umgelagert, färbt sich das Gewebe rot bis dunkelblau. Dann handelt es sich um ein Druckgeschwür, und es ist unverzüglich ein Arzt hinzuzuziehen.

Besondere Gefahr für Bettlägerige besteht bei der Bildung von Thrombosen, also Blutgerinnseln, die sich in der Regel in den Venen der Beine oder des Beckens bilden. Der Rückstrom des Blutes zum Herzen verlangsamt sich, wenn die Beine nicht mehr oder zu wenig bewegt werden. Nach 24 Stunden Bettlägerigkeit ist eine deutliche Verlangsamung des Blutes zu befürchten. Aus diesem Grund sollen Bewegungsübungen - zum Beispiel das Hochhalten oder Hochlagern der Beine - mehrmals am Tag mit dem Patienten durchgeführt werden.

Bei der richtigen Lagerung des Bettlägerigen wird sein Körpergewicht auf möglichst viele Auflagepunkte verteilt. Mehrmals am Tag soll der Patient anders gelagert werden. Dabei sollte man sehr vorsichtig die Gelenke des Patienten bewegen und niemals an einzelnen Gelenken ziehen, sondern nur immer die gesamte Schulter oder den ganzen Arm bewegen. Es empfiehlt sich hier der Einsatz von Hilfsmitteln wie sogenannten Anti-Dekubitus-Fellen (als Naturfell oder synthetisches Fell) oder den im Sanitätsfachhandel erhältlichen speziellen Lagerungskissen.

Folgende Lagerungen des bettlägerigen Patienten sind möglich:

- Flache Rückenlagerung: Der Patient liegt auf dem Rücken mit einem Kissen unter Kopf und Nacken. Unter die Unterarme, die Kniekehlen und die Knöchel werden Kissen gelegt, so daß Ellenbogen und Fersen frei liegen.

- Hochlagerung des Oberkörpers: Diese Lagerung ist zur Kreislaufbelebung und zur erleichterten Atmung nützlich. Hier wird die verstellbare Rückenstütze nach oben gestellt. Falls vorhanden, kann sich der Patient an der Halterung über dem Bett festhalten. Möglicherweise sollten die Füße rechtwinklig gestützt werden, um ein Abrutschen des Patienten zu vermeiden.

- Seitenlage: Wenn der Patient vorsichtig zur Seite gedreht wurde, sollte der Rücken mit einem festen Kissen abgestützt werden. Die Seitenlage kann in einem Winkel von 30 oder 90 Grad zur Unterlage erfolgen. Bei der 90 Grad-Variante wird jedoch ein hoher Druck auf den unten liegenden Hüftknochen ausgeübt; die Lagerung sollte also des öfteren gewechselt werden. Die nur leicht schräge 30 Grad-Seitenlage kann für den Bettlägerigen angenehm sein.

- Bauchlagerung: Diese Lagerung kommt meist nur aus medizinischen Gründen zur Anwendung, wenn zum Beispiel Druckgeschwüre im Rückenbereich vorhanden sind. Brust, Becken und Füße sollten durch Kissen bei dieser Lagerung entlastet werden.

8.5.7 Bewegung des Pflegebedürftigen

Um die bereits beschriebenen gesundheitlichen Gefahren der Bettlägerigkeit zu vermeiden, sollte die Pflegeperson mit dem bettlägerigen Pflegebedürftigen regelmäßige Bewegungsübungen durchführen. Die Bewegungen können auch von der Pflegeperson beim Patienten durchgeführt werden, etwa durch Beugen, Strecken oder Dehnen seiner Gelenke. Soweit es möglich ist, sollte sich der Patient selbst auf die Bettkante setzen oder (zumindest für kurze Zeit) aufstehen. Ist dies nicht möglich, können folgende Übungen gemacht werden:

- Heben und Strecken der Arme und Beine,

- Fäuste öffnen und schließen,

- Gespreizte Fingerkuppen gegeneinander drücken,

- Zehenspitzen vor- und zurückbewegen,

- Hände kreisen,

- Fußrücken des einen und Sohle des anderen Fußes gegeneinander drücken und umgekehrt,

- Mit den Füßen in der Luft radfahren.

Man sollte sich in jedem Fall zusätzlich von einem Arzt oder einem Krankengymnasten beraten lassen, welche Bewegungsübungen im Einzelfall am besten für den Betroffenen sind. Die Pflegeperson sollte immer darauf achten, daß der Patient nicht überfordert wird oder sein Kreislauf überbeansprucht wird. Deshalb sollte der Patient nach jeder Übung eine kurze Pause einlegen. Besser ist es, seine Muskelanspannung nicht ruckartig, sondern zügig zu steigern. Er sollte darüber hinaus normal und nicht gepreßt atmen.

8.5.8 Die Körperpflege

Die Körperpflege ist nicht nur aus hygienischen Gründen wichtig, sondern wirkt auch vorbeugend gegen Krankheiten bzw. Infektionen. Vor und nach der Körperpflege des Patienten sollte sich die Pflegeperson auf jeden Fall die Hände waschen. Damit sich außerdem keine Krankheitskeime von der Kleidung der Pflegeperson zum Kranken oder umgekehrt übertragen, ist für die Pflegeperson das Tragen einer Schürze von Vorteil.

Wenn es möglich ist, sollte der Pflegebedürftige einmal täglich duschen oder baden. Dafür stehen eine Reihe von Hilfsmitteln zur Verfügung: Dusch- oder Badewannensitzer, Badewannenlifter, rutschfeste Badematten, Haltegriffe, Einstiegshilfen etc.

Bei bettlägerigen Patienten sollte die Pflegeperson das Waschen des Patienten einmal täglich vornehmen. Zunächst muß das Zimmer gut temperiert sein, die Fenster werden geschlossen. Eine wasserdichte Unterlage sowie ein Badetuch werden über die Kissen gebreitet. Der Pflegebedürftige sollte aufrecht mit nacktem Oberkörper im Bett sitzen. Am besten ist es, beim Waschen abschnittsweise von oben nach unten vorzugehen, damit der Patient nicht die gesamte Zeit unbedeckt bleiben muß. Die Waschung beginnt also bei Gesicht, Hals, Arme, Hände und Oberkörper. Das Waschwasser sollte grundsätzlich lauwarm sein, denn zu warmes Wasser kann die Haut unnötig reizen. Jedes Körperteil wird nach dem Waschen sofort abgetrocknet und bei Bedarf eingecremt. Bei allen Waschvorgängen sollte der Patient mithelfen, soweit es ihm möglich ist.

Besonders gründlich müssen Hautfalten gewaschen werden, also die Stellen, bei denen Haut an Haut liegt wie im Intimbereich oder bei Achselhöhlen, Bauchfalten oder Zehenzwischenräumen. Gutes Abtrocknen ist hier besonders wichtig, da verbleibende Feuchtigkeit sonst zu Hautpilz führen kann. Nach dem Waschen des Rückens wird der Oberkörper wieder gut zugedeckt. Danach werden Beine und Füße gewaschen. Am Ende der Körperwäsche sollte die Haut des Patienten mit einer Pflegecreme eingerieben werden, um den natürlichen Fett- und Feuchtigkeitsfilm der Haut zu bewahren.

An die Pflegeperson und den Pflegebedürftigen werden besonders hohe Anforderungen gestellt, wenn sich der Patient im Intimbereich nicht mehr selbständig waschen kann. Hier braucht die Pflegeperson viel Einfühlungsvermögen und sollte deshalb auf die Wünsche und Waschgewohnheiten des Patienten eingehen. Das Waschen des Intimbereichs des Patienten erfolgt auf jedem Fall mit frischem Waschwasser. Durch häufige Ausscheidungen von Kot und Urin muß die Intimpflege möglicherweise mehrmals täglich durchgeführt werden, denn es können sich an dieser Stelle schnell Entzündungen bilden. Die Pflegeperson sollte am besten Einmalhandschuhe tragen, damit sie wegen der Infektionsgefahr nicht mit den Ausscheidungen in Berührung kommt. Bei der Intimpflege muß von vorne nach hinten gewaschen werden, damit keine Darmbakterien vom After in den Genitalbereich gelangen können.

Die normale Mund- und Zahnpflege kann zweimal täglich mit Zähneputzen und Ausspülen mit Mundwasser erfolgen. Am besten putzt sich der Patient selbst die Zähne. Wenn die Pflegeperson dies übernehmen muß, sollte sie darauf achten, daß keine Zahnpasta in die Luftröhre gelangt. Prothesen sollten mindestens einmal täglich gründlich gereinigt werden, indem sie unter fließendem lauwarmen Wasser mit Zahnpasta gebürstet werden.

Bei der Nagelpflege ist darauf zu achten, daß auch kleine Verletzungen schnell zu Infektionen (insbesondere bei Diabetes-Patienten) führen können. Da ältere Menschen oft an Holz- oder Pilznägeln leiden oder die Nägel eingewachsen sind, empfiehlt es sich in diesen Fällen, die Fußpflege einer medizinischen Fachkraft zu überlassen. Die Fingernägel sollten möglichst kurz geschnitten sein, sollen aber noch die Fingerkuppen schützen.

Das tägliche Bürsten und Kämmen der Haare ist notwendig, um das Verknoten der Haare des Patienten zu vermeiden. Beim Kämmen sollte nicht zuviel Druck auf die Kopfhaut ausgeübt werden. Die Haare sollten wenigstens einmal in der Woche gewaschen werden. Ist der Patient bettlägerig, sollten am besten zwei Pflegepersonen dabei helfen: Den Patienten aufrecht setzen, das Kopfkissen mit einem Gummituch und Handtuch abdecken, den Kopf des Kranken über eine leere Schüssel halten, Haare waschen mit dem richtig temperierten Wasser aus einer zweiten Schüssel. Beim Rasieren empfiehlt sich im übrigen ein elektrischer Rasierapparat.

8.5.9 Die Unfallverhütung

Da die meisten Unfälle im Haushalt passieren, sollte man - insbesondere, wenn es sich um pflegebedürftige Menschen handelt - entsprechende Maßnahmen zur Unfallverhütung treffen. Das Ausrutschen auf glitschigem Boden kann für ältere Menschen fatale Folgen haben. Stürze führen nicht selten zu Knochenbrüchen, die den Pflegebedarf des Betroffenen noch erhöhen.

Zunächst ist darauf zu achten, daß der Pflegebedürftige in der Wohnung gut passende Schuhe oder Pantoffeln mit nicht rutschenden Gummischuhen trägt. Weiche Hausschuhe zum Hineinschlüpfen geben den Füßen nicht genügend Halt und können zum Stolpern führen. Bei Fußböden besteht bei fest verlegten Teppichböden am wenigsten Stolpergefahr. Jedoch beherbergen diese Teppichböden meist Staub und Keime (insbesondere eine Gefahr für Allergiker), so daß glatte Fußböden aus Holz oder Linoleum eher zu empfehlen sind. Bei diesen besteht allerdings eher Rutschgefahr, zum Beispiel dann, wenn Wasser oder andere Flüssigkeiten verschüttet werden. Das Gehen auf Strümpfen sollte grundsätzlich vermieden werden. Die Pflegeperson sollte darauf achten, daß Teppiche oder Brücken auf der Rückseite einen Haftbelag aufweisen und die Ecken oder Kanten nicht umgebogen sind. Denn sonst könnten sie weitere Stolpergefahren darstellen.

Möbel oder andere Einrichtungsgegenstände sollten bei Ein- und Durchgängen nicht im Weg stehen. Möbel sollten grundsätzlich sicher stehen oder zusätzlich an der Wand befestigt werden, wenn sie wackeln oder bei einem Aufstützen umstürzen könnten. Regale und Wandschränke müssen leicht erreichbar sein. Täglich benötigte Dinge liegen am besten nicht ganz oben, damit sie schnell und gefahrlos herausgenommen werden können. Ist es trotzdem notwendig, nach oben zu klettern (z.B. um Gardinen auf- und abzuhängen), dann sollte unbedingt eine Trittleiter benutzt werden. Diese ist so hinzustellen, daß sie nicht wegrutschen kann und man sich auf der Leiter nicht zu weit vorbeugen muß, da man sonst schnell das Gleichgewicht verlieren kann.

Die gesamte Wohnung inklusive Treppen sollte sehr gut beleuchtet werden, denn unzureichende Beleuchtung ist oft die Ursache von Stürzen. In der Reichweite des Bettes des Pflegebedürftigen muß unbedingt ein Lichtschalter sein, damit er nicht im Dunkeln herumsuchen muß.

Wenn in der Wohnung Treppen zu überwinden sind, gilt besondere Vorsicht. Zumindest auf einer Seite ist ein festes Geländer notwendig. Die Kanten der Stufen sollten sehr gut erkennbar sein - sie können z.B. durch Farbe besonders kenntlich gemacht werden. Treppenteppiche müssen fest anliegen und dürfen keine Löcher oder lockere Fäden aufweisen. Ist der Pflegebedürftige gehbehindert, sind entsprechende Umbaumaßnahmen, z.B. durch den Einbau eines Treppenlifters zu erwägen.

Im Badezimmer bzw. in der Dusche sind rutschfeste Gummimatten wichtig. Greifstangen in Armhöhe können hilfreich sein. Möglicherweise ist ein Sitz in Badewanne oder Dusche eine gute Lösung, um schwere Stürze des Patienten von vorne herein auszuschließen.

In der Nähe des Telefons sollten wichtige Notrufnummern übersichtlich aufbewahrt werden, damit im Ernstfall schnell Hilfe gerufen werden kann. Unter Umständen ist eine Hausnotrufanlage sinnvoll.

Ist der Pflegebedürftige verwirrt, müssen von der Pflegeperson zusätzliche Maßnahmen zur Unfallverhütung ergriffen werden. So ist zu empfehlen, daß an den Treppenabgängen ein zusätzliches Gitter angebracht wird. Damit sich verwirrte Patienten nicht aus dem Fenster stürzen, sollten Fenstergriffe entfernt oder die Fenster anderweitig fest verschlossen werden. Möbel sollten möglichst nicht umgestellt werden, da verwirrte Patienten sonst leicht die Orientierung verlieren. Außerdem müssen alle gefahrenträchtige Haushaltsgegenstände (Messer, Schere, Nadeln, Bügeleisen, Spül- und Reinigungsmittel) oder Arzneimittel verschlossen aufbewahrt werden. Die Pflegeperson sollte darüber hinaus alle wichtigen Schlüssel bei sich tragen, um zu vermeiden, daß sich der verwirrte Patient ein- oder ausschließt. Um Verbrennungen des Patienten beim Bedienen der Wasserhähne zu verhindern, sollte die Temperatur nicht zu hoch eingestellt werden, da Verwirrte dazu neigen, ihre Finger unter laufendes Wasser zu strecken, ohne vorher die Temperatur zu prüfen. Wenn der verwirrte Patient - wenn es auch nur für eine kurze Zeit ist - alleine in der Wohnung ist, empfiehlt es sich, an Gas- oder Stromherden die Schaltknöpfe abzunehmen oder die entsprechenden Haupthähne abzustellen.

8.5.10 Pflegetips bei Inkontinenz

Unter Inkontinenz versteht man den Verlust der Fähigkeit, Harn oder Kot bewußt zurückzuhalten. Experten schätzen, daß es in Deutschland mehr als drei Millionen von Inkontinenz betroffene Menschen gibt. Inkontinenz kann die Folge sein von Krankheiten wie Schlaganfällen (vgl. Kapitel 6.3.3), Harnwegsinfektionen, Stoffwechselerkrankungen, einer vergrößerten Prostata (bei Männern) oder einer Scheiden-, Blasen- oder Gebärmuttersenkung (bei Frauen). Auch psychische Ursachen sind denkbar.

Zunächst sollte ein Arzt die Ursache der Inkontinenz klären, denn die Inkontinenz ist nur ein Symptom für eine bestimmte vorliegende Krankheit. Unter Umständen, etwa bei einer vergrößerten Prostata, kann eine Operation helfen. Zu unterscheiden sind folgende Arten von Inkontinenz:

- Reflexinkontinenz: Die Blase wird ohne Kontrolle durch den Schließmuskel entleert, sobald sie voll ist - häufig z.B. nach Schlaganfällen oder Multipler Sklerose (vgl. Kapitel 6.3);

- Streß- oder Belastungsinkontinenz: Kommt es durch Anstrengungen bei Husten, Niesen oder Lachen zu einem plötzlichen Druckanstieg in der Harnblase, dann fließt eine kleine Menge Urin aus, da die Verschlußkraft des Schließmuskels nicht mehr ausreicht (diese Form der Inkontinenz kommt fast ausschließlich bei Frauen vor);

- Dranginkontinenz: Hier reagiert die Blase schon bei geringen Reizen und meldet Harndrang. In dem fortgeschrittenen

Stadium der Dranginkontinenz läßt sich der Harndrang willentlich nicht mehr beherrschen, und die Blase entleert sich auf einmal.

- Überlaufinkontinenz: Urin rinnt hier ständig aus der blockierten und vollen Blase. Vor allem Männer mit einer vergrößerten Prostata sind hiervon betroffen. In den meisten Fällen kommt es zu einer Einengung der Harnröhre. Nach der willentlichen Blasenentleerung verbleibt eine mit der Zeit zunehmende Menge an Restharn. Dies begünstigt Entzündungen der unteren Harnwege und Steine. Der überdehnte Blasenmuskel ist nicht mehr in der Lage, den Blaseninhalt auszutreiben. Schließlich läuft die Blase regelrecht über - insbesondere bei Husten oder heftigen Bewegungen.

- Psychologische Inkontinenz: In diesem Fall ist die Ursache der Inkontinenz nicht organischer, sondern psychischer Natur.

Neben der medizinischen Therapie (z.B. Operation) gibt es auch geeignete pflegerische Maßnahmen:

- Änderung der Trinkgewohnheiten des Patienten: Wenn die Tendenz zur Nachtinkontinenz besteht, sollte die Flüssigkeitszufuhr am späten Nachmittag und Abend verringert werden. Es muß aber immer bedacht werden, daß gerade ältere Menschen oft viel zu wenig Flüssigkeit zu sich nehmen - der Flüssigkeitsbedarf muß also in den anderen Tageszeiten ausgeglichen werden, da ansonsten gesundheitliche Schäden befürchtet werden müssen.

- Der Patient kann veranlaßt werden, alle zwei Stunden seine Blase zu entleeren, um eine Reflexentleerung zu vermeiden.

- Aufstellen eines Nachtstuhles im Zimmer des Pflegebedürftigen bzw. einer Urinflasche in Reichweite des Bettes.

- Das Setzen eines Blasenkatheders ist nur kurzfristig zu

befürworten, da hier die Gefahr einer Harninfektion besteht. Diese Maßnahme darf im übrigen nur vom Arzt oder geschultem Pflegepersonal vorgenommen werden.

- Bei einem Mann kann ein Kunststoffbeutel angebracht werden.

- Nutzen von Inkontinenzprodukten wie Windeln, Einlagen, Saugkissen oder saugfähige Laken.

Stuhlinkontinenz ist wesentlich seltener als Harninkontinenz. Wenn es durch den Verlust der Schließmuskelkontrolle zu Reflexentleerungen des Darmes kommt, dann muß man dies durch regelmäßige Einläufe behandeln. Bei chronischer Verstopfung sollte man auf jeden Fall zunächst die Ernährung des Betroffenen umstellen, indem ausreichende Ballaststoffe in der Nahrung und reichlich Flüssigkeit verabreicht werden. Abführmittel sind nur dann zu empfehlen, wenn der Arzt diese für notwendig hält und verordnet.

8.5.11 Richtiger Umgang mit Medikamenten

Im Kapitel 11 dieses Buchs wird im Zusammenhang mit Suchtgefahren älterer Menschen das Problem der Verabreichung von Medikamenten in Pflegeheimen behandelt. Aber auch bei der häuslichen Pflege muß die Pflegeperson mit Medikamenten richtig umgehen können.

Wenn Medikamente in der richtigen Dosierung zum richtigen Zeitpunkt verabreicht werden, können sie sehr hilfreich wirken. Bei falscher Anwendung jedoch können die negativen Wirkungen den positiven Effekt überlagern. Ohne ärztliche Verordnung dürfen rezeptfreie Schmerz-, Schlaf- oder auch Abführmittel dem Pflegebedürftigen nie über einen längeren Zeitraum verabreicht werden. Denn nur der Arzt kann alle Medikamente in ihrer Gesamtwirkung einschließlich ihrer jeweiligen Nebenwirkungen in Betracht ziehen. Grundsätzlich sollte zu den Medikamenten vom Patienten keinerlei Alkohol getrunken werden, da die Kombinationswirkung fatale Folgen (vgl. Kapitel 11) haben kann.

Wenn Medikamente vom Arzt verschrieben wurden, sollte die Pflegeperson diese keinesfalls eigenmächtig absetzen. Dies kann für den Patienten unter Umständen sehr schädlich sein. Wenn ungewöhnliche Symptome bei dem Kranken beobachtet werden und diese wahrscheinlich auf die Einnahme von Medikamenten zurückzuführen sind, dann muß der Arzt informiert werden. Eine laienhafte Therapie kann hier mehr schaden als nutzen.

Es empfiehlt sich, die eingenommenen Medikamente mit Einnahmezeit und Dosierung aufzuschreiben und zu dokumentieren. Dies kann bei späteren Behandlungen - etwa durch einen anderen Arzt - von großer Hilfe sein. Wenn mehrere Medikamente gleichzeitig eingenommen werden müssen, dann sollte die Pflegeperson die Medikamente in einer Box (die Fächer sind in morgens, mittags, abends und nachts unterteilt) für den Patienten bereitstellen. Auf jeden Fall muß eine Kontrolle über die eingenommenen Arzneimittel und deren genaue Dosierung vorhanden sein. Wenn bis zu 15-20 Minuten nach der Einnahme des Arzneimittels erbrochen wird, muß möglicherweise ein neues Medikament zugeführt werden. Hierzu sollte man den Arzt fragen. Wichtig ist auch, daß Medikamente, die äußerlich angewendet werden sollen, streng von den zu schluckenden Arzneimittel getrennt werden.

Bei verwirrten Pflegebedürftigen muß die Medikamenteneinnahme von der Pflegeperson genau überwacht und dazu auch kontrolliert werden, ob die Arzneimittel - wenn sie oral einzunehmen sind - auch heruntergeschluckt werden. Die Medikamente müssen unbedingt so aufbewahrt werden, daß sie vor dem verwirrten Patient sicher sind. Am besten ist ein Medizinschrank, der stets abgeschlossen ist und dessen Schlüssel von der Pflegeperson aufbewahrt wird. Dieser Medizinschrank sollte zudem von der Pflegeperson von Zeit zu Zeit kontrolliert werden und Medikamente mit abgelaufenem Verfallsdatum umweltfreundlich entsorgt werden, indem sie bei der Apotheke wieder abgegeben werden. Der Schrank sollte aus Gründen des Schutzes vor Feuchtigkeit nicht im Bad oder in der Küche aufgehängt werden.

Tabletten oder Pillen sollten vom Patienten nicht im Liegen eingenommen werden, da sie sonst leicht in die Luftröhre gelangen können. Feste Medikamente sollten immer mit Mineralwasser oder abgekühltem Tee eingenommen werden. Kaffee, heißer Tee oder Fruchtsäfte sind dazu nicht geeignet, da sie entweder zu heiß sind oder nicht gut genug geschluckt werden können.

8.6 Ambulante Pflegedienste

„Schlechte Noten für Pflegedienste“, „Ungereimtheiten bei der Abrechnung“ oder „Strafanzeige gegen Pflegedienst“ - so oder ähnlich lauten in den letzten Monaten die Überschriften in der Tagespresse, wenn es um ambulante Pflegedienste geht. Ambulante Pflegedienste sind ins Gerede gekommen. Grund dafür ist zunächst der rasant expandierende Markt der ambulanten Dienste, der auch einige schwarze Schafe angelockt hat.

Wie in Kapitel 4.14.1 beschrieben, können Pflegebedürftige auch Pflegesachleistungen, also die professionelle Hilfe der ambulanten Pflegedienste in Anspruch nehmen. In den meisten der oben zitierten Fällen geht es um vermuteten Abrechnungsbetrug der ambulanten Dienste gegenüber den Pflegekassen. So seien nicht erbrachte Leistungen abgerechnet sowie erbrachte Leistungen doppelt abgerechnet oder für zehn Minuten Arbeit eine ganze Stunde in Rechnung gestellt worden. Dazu komme, daß manche Pflegedienste zu vereinbarten Zeiten nicht kommen und der Pflegebedürftige auf sich alleine gestellt ist, obwohl er Hilfe braucht. Bei einer Anfang 1997 durchgeführten Befragung im Auftrag der Hamburger

Verbraucherzentrale beschwerten sich die Befragten auch sehr oft darüber, daß die Pfleger ständig wechselten. Auch der mitmenschliche Umgang gebe Anlaß zu Kritik an den Pflegediensten.

Träger bundesweit tätiger ambulanter Pflegedienste sind die Freien Wohlfahrtsverbände (vgl. Kapitel 2.4) oder kirchliche Einrichtungen. Dazu kommen Pflegedienste auf rein privatwirtschaftlicher Basis. Die Zahl der mittlerweile in Deutschland tätigen ambulanten Pflegedienste wird auf rund 5.500 geschätzt. Insgesamt haben die Pflegekassen bundesweit mit ca. 11.000 Vertragspartner zu tun, da die Pflegekassen auch mit Einzelpersonen Verträge abschließen können. Durch die hohe Zahl an Anbietern ist der Markt für häusliche Pflege für alle enger geworden und hart umkämpft. Alleine in Hamburg geht man von über 500 privaten Pflegediensten aus.

Bei aller berechtigter Kritik soll hier aber hervorgehoben werden, daß ohne ambulante Dienste ein Verbleiben der Pflegebedürftigen in ihrer häuslichen Umgebung so gut wie nicht möglich wäre. Neben der Durchführung der Grund- und Behandlungspflege (vgl. zu den Begriffen Kapitel 7.4) können durch die ambulanten Dienste auch soziale und Betreuungs-Aufgaben wahrgenommen werden.

Es gilt also für die Betroffenen, seriöse von den wenigen unseriösen Anbietern zu unterscheiden. Denn von einem flächendeckenden Leistungsmißbrauch gehen Experten keinesfalls aus. Allerdings ist es für Pflegebedürftige und deren Angehörige nur sehr schwer möglich, qualitativ gute Pflege von einer weniger guten zu unterscheiden. Die Auswahl des „richtigen“ Pflegedienstes wird darüber hinaus durch die Vielzahl der Anbieter erschwert.

Die Qualitätsprüfung der einzelnen Pflegedienste ist daher ein besonders wichtiges Thema. Dies wird auch von den einschlägigen Berufsverbänden so gesehen, denn beispielsweise haben der Deutsche Berufsverband für Pflegeberufe das Zertifikat

„Qualitätsgeprüfter ambulanter Dienst" und auch der Arbeitgeberverband ambulanter Pflegedienste ein ähnliches Gütesiegel entwickelt, das nach einer Prüfung an Ort und Stelle durch unabhängige Gutachter verliehen werden kann. Die Überprüfung soll dann spätestens nach zwei Jahren durch Gutachter wiederholt werden.

Auch, wenn dies durchaus erwünschte Konsequenzen sind, die aus der vielfachen Kritik gezogen wurden, stellt sich die Frage, warum nicht die Pflegekassen noch häufigere und genauere Kontrollen durchführen. Dies würde letztendlich auch im Interesse der seriösen Pflegedienste sein. Schließlich geht es nicht nur um Versichertengelder, sondern auch um die Qualität der häuslichen Pflege.

Die Pflegebedürftigen selbst bzw. deren Angehörige können aber auch einige Grundsätze in der Auswahl des Pflegedienstes beachten. Zunächst empfiehlt es sich, mehrere in Frage kommenden Anbieter zu kontaktieren und für den gewünschten Umfang an Pflegeleistungen Kostenvoranschläge einzuholen. Welche Pflegedienste in Frage kommen, sollte man bei der für sich zuständigen Pflegekasse erfragen. Welche Leistungen der Pflegebedürftige vom ambulanten Dienst als Pflegesachleistung abruft, richtet sich nach den konkreten Erfordernissen in seiner individuellen Versorgungssituation.

Erst nach der intensiven Prüfung des Preis-Leistungs-Verhältnisses des Angebots sollte die Entscheidung für einen Pflegedienst getroffen werden. Wichtig ist, daß ein Vertrag mit dem Pflegedienst über die genauen Leistungen und die Kosten abgeschlossen wird. Nur der Pflegedienst arbeitet seriös, der genau erklärt, welche Leistungen die Pflegekasse übernimmt und welche Leistungsbestandteile selbst bezahlt werden müssen.

Solche Zusatzleistungen können zum Beispiel das Bringen von fertigen Mahlzeiten, das Waschen und Bringen der Wäsche oder die Übernahme der Hausreinigung umfassen. Auch die Begleitung zu kulturellen Veranstaltungen oder auf eine Urlaubsreise bieten manche Pflegedienste an. Weiter ist denkbar, daß die Pflegedienste den Pflegebedürftigen bei dem Besuch des Friseurs oder der Fußpflege begleiten. Werden von dem Träger neben ambulanten auch stationäre oder teilstationäre Pflegeleistungen erbracht, könnte dies von Vorteil für den Betroffenen sein, da alle eventuell notwendigen Pflegeleistungen (z.B. die Tagespflege) aus einer Hand angeboten werden können.

Im Vertrag sollte auf kurze Kündigungsfristen geachtet werden, um im Falle eines Falles rasch den Pflegedienst wechseln zu können. Verbraucherschutzverbände empfehlen, daß Pflegebedürftige den Vertrag innerhalb von zehn Tagen zum Monatsende kündigen können. Die Kündigung seitens des Pflegedienstes sollte nur innerhalb einer längeren Kündigungsfrist von zum Beispiel sechs Wochen zum Quartalsende möglich sein. Mittlerweile haben Berufsverbände oder Pflegekassen dementsprechende Musterverträge entwickelt.

Da zu diesem Zeitpunkt noch nichts über die Qualität der Arbeit des Pflegedienstes gesagt werden kann, sollte vorab darauf geachtet werden, daß sich der Dienst vertraglich verpflichtet, nur in einem geringen Umfang Aushilfskräfte einzusetzen. Ebenso muß die ständige Rufbereitschaft des Pflegedienstes (rund um die Uhr) gewährleistet sein. Pflegebedürftige bzw. deren Angehörige sollten keinesfalls dem Pflegedienst Blankounterschriften in bezug auf die Pflegeleistungen geben. Vielmehr sollten die Pflegeleistungen erst quittiert werden, wenn sie erbracht wurden.

Nicht selten wird von Experten der Wettbewerb in diesem Bereich als „unsozial" oder „überflüssig" empfunden. Wie an anderer Stelle in Kapitel 7.3 ausgeführt, ist der Wettbewerb per se auch für den Markt häuslicher Pflegeleistungen nichts Schlimmes. So ist es für die Betroffenen von erheblichem Vorteil, daß sie in der Regel unter mehreren ambulanten Pflegediensten auswählen können. Niemandem wäre damit gedient, etwa auf die Pflegeleistungen eines Monopolanbieters - im schlimmsten Falle eines staatlichen - angewiesen zu sein.

9 Finanzierung und Recht

9.1 Wann zahlt die Sozialhilfe?

9.1.1 Grundsätzliches

Wie bereits erwähnt, galt als wichtiges Ziel der Einführung der Pflegeversicherung, die Abhängigkeit Pflegebedürftiger von der Sozialhilfe zu vermeiden oder zu verringern. Trotz dieses Anspruchs ist der Großteil der Betroffenen immer noch auf Sozialhilfe angewiesen, insbesondere dann, wenn der Pflegebedürftige in ein Heim kommt. Im folgenden soll es nur um diesen Fall gehen. Das Bundessozialhilfegesetz (BSHG) ist nach Einführung des Pflegeversicherungsgesetz den neuen Bestimmungen angepaßt worden.

Grundsätzlich gilt für Menschen, die pflegebedürftig sind und stationär untergebracht werden: Die Leistungen an die Pflegeeinrichtung (Heim) werden von der Pflegekasse im Rahmen des Sozialgesetzbuchs (SGB XI - siehe Kapitel 4 dieses Buches) und vom Pflegebedürftigen selbst im Rahmen seiner finanziellen Möglichkeiten erbracht. Erst wenn beide finanziellen Quellen nicht ausreichen, kommen Sozialhilfeleistungen als „erweiterte Hilfsgewährung" in Betracht. Auch wenn keine Ansprüche auf Leistungen aus der Pflegeversicherung (z.B. bei Nichtversicherung oder Nicht-Erfüllung von Vorversicherungszeiten - siehe Kapitel 4.6) bestehen, kann Sozialhilfe beantragt werden.

Nach Paragraph 3 BSHG richten sich Art, Form und Maß der Sozialhilfe nach der Besonderheit des Einzelfalles, vor allem nach der Person des Hilfeempfängers, der Art seines Bedarfs und den örtlichen Verhältnissen. Wird die Leistung an den Hilfsempfänger durch eine Einrichtung erbracht, ist zu gewährleisten, daß diese Leistung den eben genannten Grundsätzen entspricht.

Im BSHG ist auch der Grundsatz verankert, daß die erforderliche Hilfe dem Pflege- und Hilfsbedürftigen möglichst außerhalb von Heimen zugute kommen soll (Vorrang der häuslichen Pflege). Dies gilt nicht, wenn eine geeignete stationäre Hilfe zumutbar und eine ambulante Hilfe mit unverhältnismäßigen Mehrkosten verbunden ist (§ 3a BSHG). Ist eine ambulante Versorgung des Hilfsbedürftigen nicht mehr möglich, dann kann der Betroffene in einer Einrichtung aufgenommen werden, die seinen Bedürfnissen gerecht wird. Der Sozialhilfeträger (in der Regel die Kommunen) braucht aber nur zu leisten, wenn mit dem Träger der Einrichtung oder seinem Verband eine Vereinbarung über

- Inhalt, Umfang und Qualität der Leistungen (Leistungsvereinbarung),
- die Vergütung, die sich aus Pauschalen und Beträgen für einzelne Leistungsbereiche zusammensetzt (Vergütungsvereinbarung) und
- die Prüfung der Wirtschaftlichkeit und Qualität der Leistungen (Prüfungsvereinbarung) besteht.

Ausnahme von dieser Regel: Sozialhilfe kann auch ohne Vereinbarung gewährt werden, wenn dies nach der Besonderheit des Einzelfalles geboten ist. Diese Vereinbarungen müssen den Grundsätzen der Wirtschaftlichkeit, Sparsamkeit und Leistungsfähigkeit entsprechen (§ 93 (2) BSHG).

Der Antrag muß durch die hilfsbedürftige Person selbst gegenüber dem Sozialamt geltend gemacht werden. Sozialhilfe wird grundsätzlich nur gewährt, wenn der Bedarf nicht durch Selbst- oder Dritthilfe abgedeckt werden kann. Es muß also Bedürftigkeit vorliegen. Der Hilfesuchende hat also zunächst sein Einkommen und Vermögen einzusetzen, bevor Sozialhilfe bezogen werden kann. Dies bedeutet auch, daß der Antragsteller seine Einkommens- und Vermögensverhältnisse offenlegen muß.

9.1.2 Das anzurechnende Einkommen

Ist der Heimbewohner auf Sozialhilfe angewiesen, dann muß er bis auf eine Art „Taschengeld" sein gesamtes Einkommen einsetzen. Das Bundessozialhilfegesetz spricht hier von einem „angemessenen Barbetrag zur persönlichen Verfügung". Dieser ist gedacht zur Erfüllung regelmäßiger Bedürfnisse des täglichen Lebens (z.B. Körperpflege sowie kleinere Instandsetzungen und Anschaffungen).

Die Höhe dieses Barbetrags, der dem Heimbewohner zugestanden wird, wird in Paragraph 21 (3) BSHG geregelt. Dieser Barbetrag beläuft sich demnach auf mindestens 30 Prozent des Regelsatzes eines Haushaltsvorstandes. Dieser Regelsatz ist in den einzelnen Bundesländern unterschiedlich hoch und beträgt zur Zeit* beispielsweise in Hessen monatlich 532 Mark. Wenn der Hilfeempfänger einen Teil der Kosten des Aufenthalts in der Einrichtung (Pflegeheim) selbst trägt, erhält er einen zusätzlichen Barbetrag in Höhe von fünf Prozent des Einkommens, mit dem er zu den Kosten des Heims beiträgt, aber höchstens einen zusätzlichen Barbetrag in Höhe von 15 Prozent des Regelsatzes eines Haushaltsvorstandes. Eine Zahl hierzu: Im günstigsten Fall erreicht der Barbetrag in Hessen eine Höhe von 239,40 DM im Monat (45% des Regelsatzes von 532 DM). Ein solcher Betrag erfüllt nun wahrlich höchstens die Funktion eines Taschengeldes.

Bei Kriegsopfern bzw. Kriegerwitwen gibt es bezüglich dieses Barbetrags Sonderregelungen. Hier empfiehlt es sich, bei den entsprechenden Interessenverbänden (Adressen in Kapitel 13 dieses Buchs) nachzufragen.

Es gibt zwar üblicherweise Einkommensgrenzen (geregelt in den Paragraphen 79ff. BSHG), bis zu deren Höhe das Sozialamt nicht zurückgreift. Dies gilt aber nicht, wenn der Pflegebedürftige in einem Heim untergebracht ist. In diesem Fall kann das Einkommen auch unter der Einkommensgrenze vom Sozialamt in Anspruch genommen werden, wenn bei der Hil-

*Stand: Mai 1997

fe in einer Anstalt, einem Heim oder einer gleichartigen Einrichtung Aufwendungen für den häuslichen Lebensunterhalt erspart werden. Das gilt auch für Personen, die auf voraussichtlich längere Zeit der Pflege in einer solchen Einrichtung bedürfen, solange sie nicht einen anderen überwiegend unterhalten.

9.1.3 Das anzurechnende Vermögen

Folgende Vermögensbestandteile werden vom Träger der Sozialhilfe nicht in Anspruch genommen (§ 88 BSHG):

- Ein angemessener Hausrat,

- Familienerbstücke, deren Veräußerung für den Hilfesuchenden oder seine Familie eine besondere Härte bedeuten würde,

- Gegenstände, die zur Befriedigung geistiger, besonders wissenschaftlicher oder künstlerischer Bedürfnisse dienen und deren Besitz nicht Luxus ist,

- Kleinere Barbeträge oder sonstige Geldwerte.

Dieser zuletzt genannte kleinere Barbetrag liegt zur Zeit* bei Heimbewohnern bei 4.500 Mark (sogenanntes Schonvermögen). Bei Empfängern von Blindenhilfe oder bei Pflegebedürftigen der Pflegestufe 3 beträgt das Schonvermögen 8.000 Mark. Der Barbetrag wird bei nicht getrennt lebenden Ehegatten um 1.200 Mark erhöht.

Darüber hinaus wird das Vermögen des Hilfesuchenden geschont, soweit dies eine Härte bedeuten würde, z.B. wenn eine angemessene Lebensführung oder eine angemessene Alterssicherung wesentlich erschwert würde. Wenn der sofortige Verbrauch oder die sofortige Veräußerung des Vermögens nicht möglich ist oder ebenfalls eine Härte bedeuten würde,

*Stand: Mai 1997

soll die Sozialhilfe als Darlehen gewährt werden. Die Gewährung kann allerdings davon abhängig gemacht werden, daß der Anspruch des Sozialhilfeträgers auf Rückzahlung dinglich oder in anderer Weise gesichert wird, z.B. durch eine Hypothek oder Grundschuld.

In Zweifelsfällen sollte man unbedingt einen in Sozialhilferecht versierten Rechtsanwalt aufsuchen und sich beraten lassen. Nicht selten lohnt es sich, gegebenenfalls einen Rechtsstreit vor dem Verwaltungsgericht zu führen.

9.1.4 Die Unterhaltspflicht

Diese Regelungen sind in Paragraph 90f. BSHG zu finden. Hat der Hilfeempfänger einen Unterhaltsanspruch gegen seinen nicht getrennt lebenden Ehegatten, seine Kinder oder seine Eltern, kann der Sozialhilfeträger bewirken, daß dieser Anspruch auf ihn übergeht.

Auch wenn eine andere Person dem Hilfesuchenden gegenüber unterhaltsverpflichtet ist, darf das Sozialamt nicht darauf verweisen und aus dem Grund keine Zahlungen leisten. Es müssen zunächst finanzielle Hilfen - wenn sie berechtigt sind - gewährt werden. Später kann das Sozialamt Ansprüche des Hilfesuchenden auf sich überleiten.

Es kann aber nicht mehr übergeleitet werden, als dem Sozialhilfeträger zusteht. Höchstgrenze ist zum einen der Betrag, der als Sozialhilfe geleistet werden soll. Zum anderen ist beispielsweise eine Tochter gegenüber ihrer pflegebedürftigen Mutter unterhaltspflichtig, nicht aber der Schwiegersohn, egal, welches Einkommen er hat. Unterhaltspflicht besteht nur bei Verwandten ersten Grades (Ehegatte - Eltern - Kinder). Hat die unterhaltspflichtige Tochter kein eigenes Einkommen, besteht kein Anspruch des Sozialhilfeträgers. Aber auch bei einem eigenen Einkommen der Tochter muß geprüft werden, ob bestimmte Einkommensgrenzen (sogenannter Selbstbehalt) überschritten werden. Die Grenze für das Sozialamt bildet die unterhaltsrechtliche Leistungsfähigkeit des Schuldners. Bei Kindern erhöht sich die Einkommensgrenze der Unterhaltspflichtigen.

Das Sozialamt kann aber auch andere Ansprüche, z.B. bei Schenkungen (juristisch die unentgeltliche Bereicherung eines anderen) auf sich überleiten. Es kann so vom Beschenkten die Herausgabe seines Geschenkes fordern, wenn der Sozialfhilfeempfänger nach dieser Schenkung seinen eigenen Unterhalt - in unserem Fall die Kosten für das Pflegeheim - nicht aufbringen kann. Allerdings gilt dies nicht, wenn der Beschenkte selbst wegen seiner eigenen Unterhaltsgefährdung außerstande ist, das Geschenk zurückzugeben.

Hat der Beschenkte das Geschenk wiederum weitergeschenkt, können die Ansprüche des Sozialhilfeträgers auch gegen diesen weitergeleitet werden. Dies ist sogar nach dem Tod des Hilfeempfängers möglich. Diese Schenkungen werden auf eine Zeitdauer von bis zu zehn Jahren zurückverfolgt. Diese Frist von zehn Jahren gilt auch für den Erbfall. Der Erbe des Sozialhilfeempfängers ist zum Ersatz der Kosten der Sozialhilfe für diese Dauer vor dem Erbfall verpflichtet.

9.2 Entmündigung und Betreuung

Den Begriff „Entmündigung" gibt es eigentlich nicht mehr, denn der Gesetzgeber hat am 1. Januar 1992 an die Stelle der früheren „Entmündigung" das Rechtsinstitut der Betreuung gesetzt. Die Voraussetzungen der Betreuung sind im Bürgerlichen Gesetzbuch (BGB) in Paragraph 1896 festgelegt:

Kann ein Volljähriger auf Grund einer psychischen Krankheit oder einer körperlichen, geistigen oder seelischen Behinderung seine Angelegenheiten ganz oder teilweise nicht besorgen, so bestellt das Vormundschaftsgericht auf seinen Antrag oder von Amts wegen für ihn einen Betreuer. Den Antrag kann auch ein Geschäftsunfähiger stellen. Soweit der Volljährige auf Grund einer körperlichen Behinderung seine Angelegenheiten nicht besorgen kann, darf der Betreuer nur auf Antrag des Volljährigen bestellt werden, es sei denn, daß dieser seinen Willen nicht kundtun kann.

Die Geschäftsfähigkeit des Betreuten ist von der Bestellung eines Betreuers unabhängig. Ob der Betreute geschäftsfähig ist, bestimmt sich nach Paragraph 104 BGB: Demnach ist geschäftsunfähig,

- wer nicht das siebente Lebensjahr vollendet hat;

- wer sich in einem die freie Willensbestimmung ausschließenden Zustand krankhafter Störung der Geistestätigkeit befindet, sofern nicht der Zustand seiner Natur nach ein vorübergehender ist.

Der Betreuer ist der gesetzliche Vertreter des Betreuten und kann ihn gerichtlich und außergerichtlich vertreten (§ 1902 BGB). Ist der Betreute geschäftsfähig, kann er uneingeschränkt am Rechtsverkehr teilnehmen. Beispielsweise kann der Betreute rechtswirksam ein Testament errichten. Soweit es zur Abwendung einer erheblichen Gefahr für die Person oder das Vermögen des Betreuten erforderlich ist, kann das Vormundschaftsgericht allerdings anordnen, daß der Betreute zu einer Willenserklärung, die den Aufgabenkreis des Betreuers betrifft, dessen Einwilligung bedarf (sogenannter Einwilligungsvorbehalt nach § 1903 BGB).

Das Bestellen eines Betreuers ist nur dann eine Möglichkeit, wenn andere Hilfen den Betroffenen nicht weitergebracht haben. Die Betreuung ist dann wieder aufzuheben, wenn ihre Voraussetzungen wegfallen (§ 1908d BGB). Ein Betreuer darf auch nur für die Aufgaben bestellt werden, in denen die Betreuung erforderlich ist. Die noch vorhandenen Fähigkeiten des Betreuten sollen also unangetastet bleiben. In vielen wichtigen Fragen (z.B. bei der Kündigung der Wohnung des Betreuten - § 1907 (1) BGB) muß außerdem das Vormundschaftsgericht seine Zustimmung geben. Dies ist der größte Fortschritt gegenüber der früheren Rechtslage, bei der nahezu alle Geschäfte pauschal für den Betroffenen geführt werden konnten.

Die Betreuer müssen fachlich und menschlich die Fähigkeit zur persönlichen Betreuung haben. Die Eignung ist nach den jeweiligen Aufgaben zu beurteilen, die der Betreuer übernehmen muß. Es können z.B. Rechtsanwälte oder Sozialarbeiter sein. Zunächst berücksichtigt das Vormundschaftsgericht den Vorschlag des Betroffenen, wenn dieser geeignet ist. Macht der Betroffene keinen Vorschlag, kommen die Familienangehörigen als mögliche Betreuer in Frage. Das Gericht wird allerdings hier zu prüfen haben, ob Spannungen zwischen den Verwandten vorliegen, oder ob es wegen Vermögensangelegenheiten zu Interessenkollisionen kommen kann.

Ein Zwang zur Übernahme der Aufgabe des Betreuers findet nicht statt, es besteht aber eine Verpflichtung. Ablehnen darf nur, wer seine mangelnde Eignung oder eine Unzumutbarkeit bei der Übernahme der Betreuung nachweisen kann.

10 Die private Vorsorge

10.1 Die Pflegezusatzversicherung

Die soziale, aber auch die private Pflegepflichtversicherung deckt in der Regel nur einen Teil der tatsächlich entstehenden Kosten ab. Wie bereits oben erwähnt, kann die Pflegeversicherung bei der stationären Pflege die Kosten für Unterbringung und Verpflegung nicht abdecken. Diese „Marktlücke" hat die private Versicherungswirtschaft schon früh erkannt und bietet als Ergänzung der Pflegepflichtversicherung eine Pflegetagegeldversicherung oder eine Pflegekostenversicherung an. Bei einer Pflegetagegeldversicherung wird im Fall der Pflegebedürftigkeit abhängig von der Pflegestufe ein vertraglich vereinbarter Tagessatz ausgezahlt. Die Pflegekostenversicherungen übernehmen einen Teil der verbleibenden Kosten bei häuslicher oder stationärer Pflege. Die Höhe der Beiträge richten sich nach der versicherten Leistung, dem Eintrittsalter, dem Geschlecht und eventuellen Risikozuschlägen für Vorerkrankungen.

Bei fast allen privaten Versicherern erfolgt die Feststellung der Pflegebedürftigkeit und Zuordnung in die Pflegestufen analog der Pflegepflichtversicherung. Manche Versicherer machen ihre Leistungen von den Vorleistungen der Pflegepflichtversicherung abhängig. In der Regel gilt eine Wartezeit von drei Jahren, bevor die Pflegezusatzversicherung leistet - ausgenommen sind Unfälle. Manche Versicherer verzichten ganz auf Wartezeiten. Nicht alle Versicherer verzichten auch auf ihr ordentliches Kündigungsrecht. Wird darauf nicht verzichtet, kann der Versicherer das Versicherungsverhältnis innerhalb der ersten drei Versicherungsjahre mit einer dreimonatigen Frist zum Ende des Versicherungsjahres kündigen.

Die Höhe des Pflegetagegeldes ist abhängig von der versicherten Summe. Die privaten Versicherer zahlen normalerweise je nach Pflegestufe einen bestimmten Prozentsatz des versicherten Pflegetagegeldes. Meist erst bei Pflegestufe 3 oder im Fall der vollstationären Pflege (dann in der Regel unabhängig von der Pflegestufe) wird 100 Prozent des versicherten Pflegetagegeldes ausgezahlt. Weitere mögliche Einschränkung mancher Privatversicherer: Bei eine Pflege durch Laien (also Familienangehörige oder Ehrenamtliche) besteht kein voller Leistungsanspruch auf das versicherte Pflegetagegeld.

Wichtig noch aus steuerlicher Sicht: Die Beiträge für Pflegezusatzversicherungen sind als Sonderausgaben steuerlich absetzbar (allerdings nur im Rahmen der Vorsorgehöchstsätze). Wer nach dem 31.12.1957 geboren ist, erhält einen zusätzlichen Freibetrag für diese Beiträge in Höhe von 360 DM pro Jahr. Zudem können pflegebedingte Aufwendungen als außergewöhnliche Belastungen geltend gemacht werden.

Ob sich eine private Pflegezusatzversicherung für den einzelnen lohnt, läßt sich nicht mit Gewißheit sagen. Tatsache ist, daß die Leistungen aus der sozialen oder privaten Pflegepflichtversicherung in vielen Fällen nicht ausreichen, so daß auch das eigene Einkommen oder Vermögen bei Pflegebedürftigkeit in Anspruch genommen werden muß. Reicht auch das nicht aus, muß Sozialhilfe mit allen bekannten Nachteilen (Bedürftigkeitsprüfung, Unterhaltspflicht - siehe Kapitel 9.1) beantragt werden.

Private Vorsorge für das Alter und seine Risiken (Kapitel 10.2) sollte daher jeder treffen, egal, ob es sich um Modelle einer privaten Altersvorsorge oder einer zusätzlichen Absicherung gegen den Pflegefall handelt. Im letzten Fall ist es auf jeden Fall notwendig, sich die Tarife und Leistungen der privaten Versicherer genau anzuschauen. Da jeder Einzelfall anders liegt, sollte man die Versicherung und den Tarif wählen, der zur eigenen Situation optimal paßt.

10.2 Die private Altersvorsorge

Die aktuelle Rentendiskussion in Deutschland zeigt, wieviel Unklarheit und Widerspruch in der Politik besteht, wenn es um die Frage geht, wie sicher und ausreichend die gesetzliche Rente für ihre Versicherten künftig sein wird. Kein Wunder, daß die meisten Bundesbürger laut Umfragen eine zusätzliche private Altersvorsorge als sehr wichtig erachten. Nur: Wie soll man sich bei der Vielzahl von Anbietern und Angeboten zurechtfinden? Auch hier ist es notwendig, sich umfassend zu informieren und sich am besten von einem unabhängigen Versicherungsberater oder -makler individuell beraten zu lassen. Eine Versicherung „von der Stange" wird dem Einzelfall mit Sicherheit nicht gerecht. Wie sieht es zum Beispiel im Einzelfall mit der zweiten Säule der Alterssicherung, der betrieblichen Altersvorsorge aus? In diesem Kapitel kann nur auf einige grundsätzliche Aspekte eingegangen werden.

Zunächst gibt es neben der privaten Rentenversicherung auch andere Angebote der privaten Altersvorsorge wie Investmentfonds, Banksparprogramme oder Wertpapiere. Diese Anlageformen haben aber den Nachteil, daß sie nach einer festgelegten Zeit auslaufen und dem Rentner nicht mehr zur Verfügung stehen, da die Mittel aufgebraucht sind. Als weitere, zusätzliche Vermögensanlage können diese Anlageformen jedoch Sinn machen. Ihr Vorteil: Man kann immer flexibel über sein Erspartes verfügen und bleibt (über einen bestimmten Zeitraum) liquide. Auch der Kauf von Immobilien kann als zusätzliche Absicherung sinnvoll sein.

Wenn es um private Altersvorsorge geht, denken viele an Lebensversicherungen. Ob diese sinnvoll sind, hängt auch hier vom Einzelfall ab. Als Altersvorsorge sind Lebensversicherungen nur bedingt geeignet, da sie in erster Linie den Zweck haben, andere Menschen (Ehegatte, Kinder) im Fall des eigenen Ablebens finanziell abzusichern. Wer das will, sollte eine Risikolebensversicherung abschließen.

Wer das Risiko eines langen Lebens zusätzlich absichern möchte, für den ist eine private Rentenversicherung die richtige Alternative. Diese Versicherung zahlt jeden Monat eine Rente bis an das Lebensende. Diese Rente besteht aus einem garantierten Betrag und erwirtschafteten Überschüssen des Versicherungsunternehmens. Problem: Dieser Überschuß kann aufgrund sinkender Zinsgewinne oder der steigenden Lebenserwartung geringer als erwartet ausfallen. Der Versicherte kann sich am Ende der Laufzeit auch das angesammelte Kapital auszahlen lassen.

Zu diesem Modell gibt aber eine Reihe zusätzlicher Varianten. So ist es nicht notwendig, über die Jahre regelmäßig anzusparen, wenn man später eine Zusatzrente erhalten möchte. Es ist auch möglich, daß man mit 50 oder 60 Jahren einen großen Betrag anlegt, um dann sofort oder später eine Rente zu beziehen. Man kann dann auch wählen, ob die Rente für den Rest des Lebens oder eine bestimmte Zeit gezahlt werden soll. Mit Hilfe sogenannter Rentengarantiezeiten wird die Rente an die Hinterbliebenen weitergezahlt - üblich sind fünf oder zehn Jahre.

Der Versicherungsnehmer muß sich außerdem über die Art und Höhe der Rente entscheiden. Die konstante Rente verliert durch mögliche Preissteigerungen mit längerer Dauer immer mehr an realer Substanz. Die dynamische Rente fängt dagegen dieses Risiko ab. Möglich ist auch der Mittelweg mit einer teildynamischen Rente.

Bei der Auswahl der Versicherungsgesellschaft ist eine seriöse Beratung das Wichtigste. Nicht die Provision des Beraters, sondern die beste persönliche Risikoabsicherung sollte im Vordergrund stehen. Auch sollte man darauf achten, daß nur langfristig solide Versicherungsunternehmen die im Vertrag festgelegten Zusagen auch erfüllen können.

11 Alter und Sucht

In der öffentlichen Diskussion um Alter, Krankheit und Pflege wird das Thema Sucht nur selten angesprochen. Dies erstaunt um so mehr, als Alkoholismus im Alter keine Ausnahmeerscheinung darstellt und die Medikamentenabhängigkeit gerade bei älteren Menschen verstärkt anzutreffen ist. Zuletzt kann der gewohnte Konsum von Alkohol in Verbindung mit der Einnahme eines ärztlich verordneten Medikaments in eine verstärkte Abhängigkeit des Betroffenen führen. Nicht selten bleiben solche Abhängigkeitskrankheiten bei älteren Menschen unerkannt und werden erst viel später an den gesundheitlichen Folgeschäden offenbar.

Für Pflegende, auch Fachkräfte, ist es nicht einfach, Suchterkrankungen zu erkennen, da viele Symptome denen von typischen Alterserkrankungen ähnlich sind. So kann zum Beispiel schon eine geringe Menge Alkohol zu Verwirrtheit oder Desorientierung führen. Oder durch die vermehrte Einnahme von sogenannten „Tranquilizern" (Benzodiazepine) als Beruhigungsmittel kommt es bei den Betroffenen zu Gangunsicherheiten und einem sonstigen Nachlassen der Leistungsfähigkeit. Beide Symptome könnten auch als allgemeine Verwirrtheit oder altersbedingte Demenz (Kapitel 6.2.1) interpretiert werden.

Da - wie oben erwähnt - im Alter häufig verschiedene Erkrankungen gleichzeitig auftreten, besteht die Gefahr, daß viele Medikamente gleichzeitig verordnet werden. Hier müssen die jeweiligen Wirkungen der Medikamente in Kombination zueinander einschließlich der jeweiligen Nebenwirkungen und deren Wirkungen zueinander berücksichtigt werden. Bei den vielen Kombinationsmöglichkeiten von Krankheiten und deren Bekämpfung mit Medikamenten ist dies aus ärztlicher Sicht oft nicht ganz einfach. Dazu kommt, daß bei älteren Menschen der Abbau der Arzneimittel in Leber und Niere stark verlangsamt ist, so daß die Dauer des Verbleibens der Medikamente im Körper viel länger als bei Jüngeren ist. Deshalb orientiert sich die Geriatrie (Altersheilkunde) an dem Prinzip, - ausgehend von der Diagnose der schwersten Krankheit - möglichst wenig Medikamente einzusetzen.

Dazu hat die Selbstmedikation der Patienten in den letzten Jahren immer mehr zugenommen. Eine besondere Gefahr kann beispielsweise von nicht verschreibungspflichtigen Schmerzmitteln ausgehen, die gerade bei älteren Menschen auch aufgrund ihrer psychischen Situation (vgl. Kapitel 7.1) zur Abhängigkeit führen können.

Die Medikamente mit dem höchsten Suchtpotential sind neben den erwähnten Schmerzmitteln auch Beruhigungsmittel, Schlafmittel oder Aufputschmittel. Man mache sich dies einmal vor dem Hintergrund deutlich, daß die Verabreichung von Schlafmitteln in manchen Heimen zur Regel gehören soll. Untersuchungen sprechen außerdem davon, daß drei Viertel der Bewohner von Pflegeheimen Psychopharmaka erhalten. Hier ist - trotz chronischen Mangels an Pflegepersonal - mehr Verantwortungsbewußtsein gegenüber den Betroffenen gefordert.

Werden abends Schlafmittel verabreicht, befindet sich etwa die Hälfte des Mittels morgens noch im Organismus des älteren Menschen. Benommenheit und Müdigkeit sind dann wahrscheinlich. Wird nun ein Aufputschmittel „dagegen" genommen, ist der Teufelskreis geschlossen: Das wechselweise Einnehmen von Beruhigungs- und Aufputschmitteln.

Die Sucht kann sowohl eine psychische als auch eine physische Abhängigkeit bedeuten. Das Fatale daran ist, daß der Entzug von Medikamenten oder Alkohol jeweils durch das andere Suchtmittel abgemildert werden kann. Auch in diesem Fall kommt der Betroffene alleine nicht mehr aus diesem Teufelskreis.

Im Fall der Medikamentenabhängigkeit ist es für die Betroffenen schwer, sich diese Sucht einzugestehen. Einerseits sind die Wirkungen der Medikamente nur schwer eindeutig zuzuordnen. Zum anderen ist es - mit Ausnahme der Selbstmedikation - der Arzt, der die Einnahme der Medikamente verordnet und damit als gesellschaftlich anerkannte Institution legitimiert. Medikamente werden im Bewußtsein der Betroffenen nicht als Drogen konsumiert, sondern, um die eigene Gesundheit wiederherzustellen oder Schmerzen zu lindern.

Das Problem der Alkoholabhängigkeit älterer Menschen unterscheidet sich prinzipiell zwar nicht von dem anderer Altersgruppen, ist aber aufgrund der speziellen psychologischen und soziologischen Lage älterer Menschen von besonderer Bedeutung. Die euphorisierende, angstmindernde oder entspannende Wirkung des Alkohols wird von Menschen in Anspruch genommen, deren Selbstwertgefühl in Frage steht, die sich an den Rand gedrängt fühlen, deren materieller Status zurückgegangen ist, Einsamkeit und Isolation spüren und sich zunehmend mit dem eigenen Tod auseinandersetzen müssen. Daß diese sozialen Bedingungen Suchtverhalten eher fördern als mindern, ist verständlich. Dazu kommt, daß bei älteren Menschen die soziale Kontrolle durch Angehörige, Arbeitskollegen, Freunde, Nachbarn etc. sehr viel geringer ist als bei im Berufsleben stehenden Menschen. Eine mögliche Sucht wird somit von der sozialen Umwelt weniger wahrgenommen.

Auffällig wird der Alkoholkranke meist erst durch die körperlichen Folgen seiner Sucht. Dies können Herz-, Magen und Nervenbeschwerden sein. Dazu kommt eine massive Schädigung der Leber. Auch die geistige Leistungsfähigkeit kann durch Hirnschädigungen betroffen sein.

Neben der Therapie wird die Vorbeugung gegen Sucht angesichts der beschriebenen Situation immer wichtiger. Alle Beteiligten sollten das Verständnis für die älteren Menschen in ihrer sozialen und psychischen Situation aufbringen und sie wieder aufbauen. Schließlich ist ein Heimangebot mit vielen Freizeitaktivitäten und damit ein erfüllter Lebensabend der älteren Menschen der beste Schutz gegen die vermeintlichen Helfer und Seelentröster Medikamente und Alkohol.

12 Haustiere im Heim

Das Halten von Haustieren ist nicht in allen Pflegeheimen erlaubt. Oft aus hygienischen Gründen oder wegen möglicher gesundheitsschädigender Einflüsse (z.B. über Bakterien, Viren, Parasiten oder als Auslöser möglicher Allergien). Auch mit der Gefahr möglicher Biß- oder Kratzverletzungen wird argumentiert. Oder es werden Auseinandersetzungen zwischen den Bewohnern selbst befürchtet.

Dabei ist der Kontakt mit Tieren für Menschen in einem Heim besonders wichtig. Die Mitnahme eines Tieres kann die schmerzliche Trennung von der vertrauten Umgebung abmildern. Das Tier kann sogar im Rahmen einer Therapiemaßnahme sinnvoll sein. Schließlich übernimmt ein Tierhalter Verantwortung und hat somit eine Aufgabe und Verpflichtung. Er erlangt das Gefühl, gebraucht zu werden. Die Sinngebung im Leben eines Heimbewohners durch die Pflege eines Tieres sollte nicht unterschätzt werden. Außerdem braucht das Tier zwar selbst Zuwendung, gibt aber diese Zuwendung zurück.

Darüber hinaus fördern Tiere im Heim die Kontakte und Kommunikation mit den Mitbewohnern, Besuchern oder dem Pflegepersonal. Ein wichtiger Aspekt, wie Einsamkeit und Isolation überwunden werden können. Dies gilt auch dann, wenn der Heimbewohner bei der Pflege des Tieres der Hilfe Dritter bedarf.

Für Schwerstpflegebedürftige kommt das Halten von Tieren aufgrund der gesundheitlichen Einschränkungen wahrscheinlich nicht in Frage. Das Halten von Tieren in einem Heim muß darüber hinaus selbstverständlich an das Einhalten bestimmter Regeln geknüpft werden. Andere Heimbewohner dürfen sich zum Beispiel nicht belästigt fühlen. Auch die artgerechte Haltung der Tiere muß gewährleistet sein. Das schließt Hygienemaßnahmen einschließlich der Tierpflege wie Impfungen mit ein. Außerdem dürfen für das Pflegepersonal keine zu großen Mehrbelastungen entstehen.

Ebenso darf sich der Bewohner nicht zu stark auf das Tier fixieren, da sonst mit dem Tod des Tieres die Trauer den eigenen Lebenswillen negativ beeinflussen kann. Alles in allem überwiegen jedoch die positiven Seiten der Tierhaltung. Möglicherweise bedeutet das für die bereits hochbelasteten Pflegekräfte zusätzlichen Aufwand. Im Vordergrund müssen aber die Interessen und Entfaltungsmöglichkeiten der Bewohner stehen. Nur so kann ein Zeichen gegen die „Sauber-und-Satt-Pflege" gesetzt werden, die keiner will, leider aber viel zu oft in unseren Heimen noch der Realität entspricht.

13 Rat und Hilfe

In diesem Buch können aus Platz- und Zeitgründen nicht alle Aspekte des Themas ausführlich behandelt werden. Deswegen sind hier wichtige Adressen von Institutionen und Verbänden abgedruckt, die den Leserinnen und Lesern bei speziellen Fragen weiterhelfen können:

Bürgertelefon zur Pflegeversicherung des Bundesministeriums für Arbeit und Sozialordnung
Telefon: 0130/6281 (zum Nulltarif)
(Montag bis Donnerstag von 8 bis 20 Uhr)

Bundesministerium für Arbeit und Sozialordnung
Postfach 140 280
53107 Bonn
Telefon: 0228/5270

Bundesministerium für Familie, Senioren, Frauen und Jugend
Rochusstr. 8
53123 Bonn
Telefon: 0228/9300

Bundesministerium für Gesundheit
Postfach 170 208
53028 Bonn
Telefon: 0228/9410

AOK-Bundesverband
Kortrijker Str. 1
53177 Bonn
Telefon: 0228/8430

Verband der Angestelltenkrankenkassen
Frankfurter Str. 84
53721 Siegburg
Telefon: 02241/1080

Bundesverband der Betriebskrankenkassen
Kronprinzenstr. 6
45128 Essen
Telefon: 0201/17901

Bundesverband der Innungskrankenkassen
Kölner Str. 1-5
51429 Bergisch-Gladbach
Telefon: 02204/440

Bundesknappschaft
Pieperstr. 14-28
44789 Bochum
Telefon: 0234/30480

Medizinischer Dienst der Spitzenverbände der Krankenkassen
Lützowstr. 53
45141 Essen
Telefon: 0201/81360

Verband der privaten Krankenversicherung
Postfach 511040
50946 Köln
Telefon: 0221/376620

Arbeiterwohlfahrt-Bundesverband
Oppelner Str. 130
53119 Bonn
Telefon: 0228/66850

Diakonisches Werk der EKD
Stafflenbergstr. 76
70184 Stuttgart
Telefon: 0711/21591

Deutscher Caritasverband
Ahornallee
14050 Berlin
Telefon: 030/3024011

Deutscher Paritätischer Wohlfahrtsverband
Heinrich-Hoffmann-Str. 3
60528 Frankfurt am Main
Telefon: 069/67061

Deutsches Rotes Kreuz
Friedrich-Ebert-Allee 71
53113 Bonn
Telefon: 0228/5411

Zentralwohlfahrtsstelle der Juden in Deutschland
Hebelstr. 6
60318 Frankfurt am Main
Telefon: 069/43020608

Bundesarbeitsgemeinschaft Hilfe für Behinderte
Kirchfeldstr. 149
40215 Düsseldorf
Telefon: 0211/310060

Deutsches Zentrum für Altersfragen
Manfred-von-Richthofen-Str. 2
12101 Berlin
Telefon: 030/7866071

Kuratorium Deutsche Altershilfe
An der Paulskirche 3
50677 Köln
Telefon: 0221/9318470

Reichsbund der Kriegsopfer, Behinderten, Sozialrentner und Hinterbliebenen
Beethovenallee 56-58
53173 Bonn
Telefon: 0228/36307173

Verband der Kriegs- und Wehrdienstopfer, Behinderten und Sozialrentner Deutschlands
Wurzerstr. 2-4
53175 Bonn
Telefon: 0228/364061

Deutscher Berufsverband für Altenpflege
Sonnenwall 15
47051 Duisburg
Telefon: 0203/29427

Bundesverband Ambulante Dienste
Laubenhof 9
45326 Essen
Telefon: 0201/354001

Deutsche Alzheimergesellschaft
Büchsenstr. 34
70174 Stuttgart
Telefon: 0711/2268598

Deutscher Blindenverband
Bismarckallee 30
53173 Bonn
Telefon: 0228/354037

Deutscher Diabetiker-Bund
Bahnhofstr. 74-76
45879 Gelsenkirchen
Telefon: 0209/15088

Deutsche Muskelschwund-Hilfe
Neuer Kamp 25
20359 Hamburg
Telefon: 040/434252

Deutscher Schwerhörigenbund
Wagnerstr. 42
22081 Hamburg
Telefon: 040/291605

Gesellschaft für Inkontinenzhilfe
Friedrich-Ebert-Str. 124
34119 Kassel
Telefon: 0561/780604

Deutsche Schlaganfall-Liga
Carl-Bertelsmann-Straße
33335 Gütersloh
Telefon: 05241/97700

14 Stichwortverzeichnis

A
AIDS 56, 106
Alkoholismus 175
Altenheim 12f.
Altenpflege 129
Altenwohnheim 12, 46
Altersaufbau der Bevölkerung 9
Alzheimer-Krankheit 110
Apallisches Syndrom 56
Arbeiterwohlfahrt 14, 181
Arbeitsförderungsgesetz 53
Arbeitslosengeld 27, 43, 52
Arbeitslosenhilfe 35, 43, 52
Arbeitslosenversicherung 24, 27, 52
Arbeitsunfall 50
Arthritis 115f.
Arthrose 115f.
Arztwahl, freie 16
Aufklärungspflicht 29
Aufputschmittel 176
Außergewöhnliche Belastungen 172
Autismus 106

B
Barbetrag 165f.
Beamtenversorgungsgesetz 44
Bedürftigkeit 164
Begutachtungsanleitung „Pflegebedürftigkeit gem. SGB XI“ 77ff.
Behandlungspflege, medizinische 69, 124
Behinderte 10, 143
Behindertenheim 14
Beitrag 42ff.
Beitragsbemessungsgrenze 43
Beitragsfreiheit 44f.
Beitragssatz 43
Belegungsrecht 14
Bemessungsgrundlage 43
Benzodiazepine 175
Berufskrankheit 50
Beruhigungsmittel 175f.
Beschäftigung, nicht-erwerbsmäßige 44f.
Beschäftigung, versicherungspflichtige 44f.
Besitzstandsregel 28
Betreuer 169f.
Betreuung 168ff.
Bettlägerigkeit 146ff.
Bezugsgröße 47f.
Blasenkatheder 156f.
Blindenhilfe 166
Bundesministerium für Arbeit und Sozialordnung 9, 112, 180
Bundessozialhilfegesetz 28, 34, 57, 163ff.
Bundesversicherungsamt 43
Bundesversorgungsgesetz 34f., 44
Bürgerliches Gesetzbuch 168ff.

C
Cerebrale Parese 106

D
Demenz 57, 74, 108f., 175
Depressionen 111f.
Dekubitus 147

Deutscher Caritasverband 14, 182
Deutscher Paritätischer
Wohlfahrtsverband 14, 182
Deutsches Rotes Kreuz 14, 182
Diabetes mellitus 106, 114, 152
Diakonisches Werk
der EKD 14, 181
Druckgeschwür 147f.

E

Eigenanteil 67f.
Eigenvorsorge 171ff.
Einkommen, anzurechnendes 165f.
Einwilligungsvorbehalt 169
Entmündigung 168ff.
Enzephalomyelitis disseminata 56
Erbe 168
Erheblich Pflegebedürftige 39
Ernährung 37f.

F

Familienversicherung 31f., 44
Finanzausgleich 43f.
Flüchtlingshilfegesetz 34
Freie Wohlfahrts-
verbände 14, 53, 121, 160
Freiwilliges Soziales Jahr 49, 51

G

Geriatrie 176
Geringfügigkeitsgrenze 50
Geschäftsfähigkeit 168f.
Gesundheitsreformgesetz 77
Gicht 115f.
Grundgesetz 21
Grundpflege 46, 55f., 124
Grundversorgung 25, 56
Gutachten zur Prüfung der
Pflegebedürftigkeit 56, 68, 83ff.

H

Härtefall 55, 62
Härtefall-Richtlinien 56
Hausnotrufanlage 61
Haustiere 178f.
Heim 10ff.
Heimbeirat 22f.
Heimentgelt 16ff.
Heimfürsprecher 22f.
Heimgesetz 10ff., 130
Heimleiter 11, 13
Heimmindestbauverordnung 13f.
Heimmitwirkungsverordnung 22f.
Heimordnung 21
Heimsicherungsverordnung 14
Heimträger 14
Heimvertrag 15ff.
Hilfebedarf 35, 39f.
Hilfsmittel, technische 61f.

I

Inkontinenz 114, 155ff.
Inkontinenzprodukte 157

J

Jahresarbeitsentgeltgrenze 43

K

Kombinationsleistung 59f.
Kontrahierungszwang 76
Körperpflege 37, 150ff.
Krankenbett 145f.
Krankengeld 43
Krankenpflege 123
Krankenversicherung, gesetzliche 24, 26, 32
Krankenversicherung, private 32
Krankenzimmer 144f.
Krebs-Erkrankung 56, 74, 106
Kriegerwitwen 165
Kriegsopfer 165
Kurzzeitpflege 71f.

L

Lastenausgleichsgesetz 34
Lebensversicherung 173
Leistungen der Pflegeversicherung 47ff.
Leistungsvoraussetzungen 32ff.
Leukämie 106
Lohnnebenkosten 27

M

Maßnahmen zur Verbesserung des individuellen Wohnumfeldes 62ff.
MEDICPROOF 80
Medikamente 157ff., 175ff.
Medikamentenabhängigkeit 175ff.
Medizinischer Dienst 30, 33, 46, 68, 77ff., 142f.
Menschenwürde 29, 118
Mindestbemessungsgrenze 43
Mini-Mental-Status-Test 99f.
Mitversicherung 30f.
Mitwirkungspflicht 81, 103
Mitwirkungsrecht 21ff.
Mobilität 37f.
Mukoviszidose 57, 106
Multimorbidität 107
Multiple Sklerose 112
Mund- und Zahnpflege 152

N

Neurose 37, 111f.

O

Osteoporose 115

P

Parkinson-Krankheit 98, 113
Pflege von Kindern 75, 92
Pflege, aktivierende 124
Pflege, angemessene 126
Pflege, ganzheitliche 119f.
Pflege, gefährliche 126
Pflege, häusliche 29f., 53, 137ff.
Pflege, optimale 126
Pflege, teilstationäre 70
Pflege, versorgende 125
Pflege, vollstationäre 72ff.
Pflegeaufwand 41

Pflegebedürftigkeit 32f., 35ff., 41, 77ff., 91ff.
Pflegebegriff, enger 124
Pflegebegriff, großer 125
Pflegebegriff, weiter 124
Pflegebegriffe 123ff.
Pflegedienst, ambulanter 49, 159ff.
Pflegeeinsatz 55
Pflegegeld 28, 33, 57f.
Pflegeheim 13f.
Pflegehilfsmittel 30, 61f.
Pflegekasse 26, 32
Pflegekostenversicherung 171
Pflegekurse 53
Pflegepersonen 32, 44ff.
Pflegeplan 95
Pflegesachleistung 54ff.
Pflegesatz 16ff.
Pflegestufe 39ff., 100
Pflegetagegeldversicherung 171f.
Pflegetätigkeit, geringfügige 46, 49f.
Pflegeversicherung, private 31, 75f., 101f.
Pflegeversicherung, soziale 24ff., 28ff., 101f.
Pflegeversicherungsgesetz 25f., 28ff., 78
Pflegevertretung 60f.
Pflegezusatzversicherung 171f.
Pflichtbeitragszeit 49
Prävention 79, 95
Psychopharmaka 176
Psychose 37, 111f.

Q

Qualität der häuslichen Pflege 58
Qualitätsprüfung ambulanter Pflegedienste 160f.
Querschnittslähmung 56

R

Regelsatz eines Haushaltsvorstands 165
Rehabilitation 37, 79, 95f.
Rente, dynamische 174
Rente, konstante 174
Rente, teildynamische 174
Rentenversicherung 24, 47ff.
Rentenversicherung, private 173f.
Reparationsschädengesetz 34
Rheuma 115f.

S

Schenkung 168
Schizophrenie 111
Schlafmittel 176
Schlaganfall 113f.
Schmerzmittel 176
Schonvermögen 166
Schwerpflegebedürftige 36, 39
Schwerstpflegebedürftige 36, 39
Selbstbestimmung 29
Selbstbeteiligung 62
Selbsthilfegruppen 143
Selbstmedikation 177
Senioren-Residenz 127
Sonderausgaben 172
Sozialgericht 100f.

Sozialgesetzbuch 28
Sozialhilfe 30, 34, 163ff.
Sozialhilfeträger 168
Sozialversicherung 24ff.
Sucht 175ff.

T

Tages- und Nachtpflege 70
Tagessatz 171
Tetraplegie 56
Thrombose 147f.
Tranquilizer 175

U

Übergangsgeld 50
Übergangsregelungen 28
Unfallverhütung 152ff.
Unfallversicherung 24, 35, 50ff.
Unfallversicherungsträger 52
Unterhaltsanspruch 167f.
Unterhaltsgeld 27
Unterhaltspflicht 167f.

V

Verband der privaten Krankenversicherung 80, 181
Verletztengeld 50
Vermögen, anzurechnendes 166f.
Verrichtungen des täglichen Lebens 35f., 37f.
Versicherungspflicht 31, 50
Versorgung, hauswirtschaftliche 37, 38f.
Versorgungsvertrag 54
Vertrauensärztlicher Dienst 77
Verwirrtheit 175
Vormundschaftsgericht 168
Vorsorge, private 171ff.
Vorversicherungszeit 31ff.

W

Wahlrecht 29
Wehrdienst 31, 34
Weiterversicherung 31
Widerspruch 100f.
Wiederholungsuntersuchung 98f., 104
Wirtschaftlichkeitsgebot 68
Wohngeld 35

Z

Zentralwohlfahrtsstelle der Juden in Deutschland 14, 182
Zivildienst 32, 34, 49